Dr. med. Ute Auhagen-Stephanos

Damit mein Baby bleibt

Dr. med. Ute Auhagen-Stephanos

Damit mein Baby bleibt

Zwiesprache mit dem Embryo von Anfang an

Kösel

Wichtiger Hinweis:
Dieses Buch dient der Information über den *Mutter-Embryo-Dialog* bei künstlicher Befruchtung (IVF), bei unsicherer Schwangerschaft bzw. auch bei unerfülltem Kinderwunsch und gibt Hinweise für die therapeutische Begleitung sowie zur Selbsthilfe. Die Anleitung ersetzt jedoch keine schulmedizinische Behandlung. Die Anwendung des Mutter-Embryo-Dialogs geschieht auf eigene Verantwortung. Eine Haftung irgendwelcher Art von Seiten der Autorin und des Verlages wird hiermit ausdrücklich ausgeschlossen.

Alle Fallgeschichten in diesem Buch entstammen der Praxis der Autorin. Sämtliche Namen von Patientinnen sowie andere Angaben aus ihrem persönlichen Umfeld wurden zur Wahrung ihrer Privatsphäre verändert.

FSC
Mix
Produktgruppe aus vorbildlich bewirtschafteten Wäldern und anderen kontrollierten Herkünften
Zert.-Nr. SGS-COC-1940
www.fsc.org
© 1996 Forest Stewardship Council

Verlagsgruppe Random House FSC-DEU-0100
Das für dieses Buch verwendete FSC-zertifizierte Papier *Munken White* liefert
Arctic Paper Munkedals AB, Schweden.

Umschlag: Elisabeth Petersen, München
Umschlagmotiv: fotolia
Foto der Autorin: Siegfried Mühlensiep
Druck und Bindung: GGP Media GmbH, Pößneck
Printed in Germany
ISBN 978-3-466-34544-1

Weitere Informationen zu diesem Buch und unserem gesamten lieferbaren Programm finden Sie unter
www.koesel.de

Meinen Kindern
Merit Ariane und Cyril Marius

Danke

Mein Dank gilt den Menschen, die mich mit ihrem Wissen und ihrer Hilfe großzügig unterstützt haben: zuerst der Psychoanalytikerin Frau Prof. Dr. Yolanda Gampel in Tel Aviv, die seit etlichen Jahren mit Anregungen und Wohlwollen meine Arbeit begleitet. Dann Herrn Dr. Friedrich Gagsteiger vom Kinderwunschzentrum Ulm, mit dem ich in regem Gedankenaustausch stehe und der mir die Feinheiten des psychosomatischen Zusammenspiels zu verstehen half. Schließlich meiner Tochter Merit Ariane Stephanos, die mir bei der Konzeption dieses Buches ordnend und ermunternd beiseite stand.

Inhalt

Vorwort

Fruchtbarkeit und ihre Störungen sind ein unendliches Thema, das immer neue Perspektiven eröffnet. Schwangerschaft und Geburt sind längst nicht mehr so selbstverständlich wie früher, und die Fortpflanzungsfähigkeit sowie Fortpflanzungsbereitschaft haben in den Industrieländern bei Männern und Frauen abgenommen. Zwar konnten sich die westlichen Frauen mühsam von ihrer vor über 150 Jahren noch selbstverständlichen Pflicht, viele eheliche Kinder zu zeugen, befreien und sich mehr Selbstständigkeit außerhalb des Hauses in den ehemaligen Männerdomänen erkämpfen, doch geht dies mit einer gravierenden Einschränkung ihrer mütterlichen Funktionen einher. Dieser Umstand führt laut der Psychoanalytikerin Marie Langer dazu, dass psychosomatische Störungen der Fortpflanzungsfunktionen zunehmen, weil bei den heutigen Frauen ein latenter Konflikt zwischen Mutterschaft und Weiblichkeit vorliegt.

Paare warten heutzutage aus verschiedenen Gründen – gewollt oder ungewollt – länger auf ein Kind. Die Schwangerschaften – ganz gleich ob sie spontan oder mit ärztlicher Hilfe entstehen – werden medizinisch engmaschiger kontrolliert und sorgsam überwacht. Die Frauen fühlen sich dem medizinischen Apparat oftmals ausgeliefert, wagen aber nicht, gegen diese Unfreiheit zu rebellieren, auch weil sie fürchten, ihrem Kind ansonsten Schaden zuzufügen oder gar keines zu bekommen, wenn sie sich nicht streng an alle Regeln halten.

Auch die Wissenschaft der assistierten Befruchtung steht nicht still. Ständig zeigen sich neue Wege und Verbesserungen, immer mehr Menschen greifen nach ihr, immer mehr Kinder werden außerhalb des Mutterleibes gezeugt. Man könnte also sagen, inzwischen beginnen zwei Prozent der Geburten mit einer »extrakorporalen Schwangerschaft«, bei der die Petrischale und der mit flüssigem Stickstoff gefüllte Kühlbehälter vorübergehend als Leihmütter fungieren.

Die medizinisch assistierte Reproduktion wird oft als *künstliche Befruchtung* bezeichnet. Dies stimmt zwar insofern, als ohne die Kunst der Technik ein spezielles Kind nicht auf die Welt käme. Aber im eigentlichen Sinn des Wortes ist der Begriff nicht korrekt. Sowohl bei der *Insemination* (siehe Glossar) als auch bei der *In-vitro-Fertilisation (IVF)*, bei der die Befruchtung in der Petrischale stattfindet, finden Ei- und Samenzelle auf natürliche Weise zueinander, befruchten sich also ohne Hilfe. Lediglich bei der *Intracytoplasmatischen Spermieninjektion*, der *ICSI*, wird ein Spermium mit Hilfe einer Laserpipette in die Eizelle eingeführt. Die eigentliche Befruchtung, die Kernverschmelzung, können wir jedoch nicht beeinflussen. Sie geschieht nur aus sich selbst heraus, kann also nicht künstlich sein. Ich werde daher in meinem Buch für alle nicht spontan empfangenen Kinder den Ausdruck »assistierte Befruchtung« verwenden.

In meinem ersten Buch *Wenn die Seele Nein sagt* sind von mir sehr kritische Worte gegenüber der Reproduktionsmedizin geäußert worden. Inzwischen habe ich dazugelernt und sah, dass bei etlichen Frauen die medizinische Notwendigkeit besteht, auf diese instrumentellen Hilfen zurückzugreifen, sollten sie überhaupt Kinder bekommen. Dennoch bin ich entschieden der Meinung, dass es nicht allein bei der Technik bleiben darf: Sie muss seelisch begleitet und ergänzt werden! Zweifelsohne ist es leichter und erfüllender, ein Kind in einer liebenden Umarmung und/oder mit sexueller Leidenschaft zu zeugen, und für jede Schwangerschaft ist es wichtig, das werdende Kind von Anfang an seelisch und geistig zu begleiten. Doch für solche Embryonen, die außerhalb des Mutterleibes, ihrer ersten Heimat, gezeugt werden, wird dies sogar doppelt wichtig. Etliche Äußerungen von Frauen, die sich einer assistierten Befruchtung unterziehen, machen deutlich, dass sie dabei ihren Körper von ihrer Seele abspalten. Sie schicken ihren Körper hin, lassen aber ihre Person draußen. Doch insbesondere die außerhalb des Mutterleibes erzeugten Embryonen benötigen von ihrer Mutter zusätzliche Energie und Liebe für ihre Einnistung und ihr Wachstum. Frauen, die sich in Kinderwunschzentren Hilfe holen, wollen ein Kind. Dass sie manchmal unbewusst dagegen ankämpfen oder möglicherweise noch in kindlichen Nöten stecken, muss anderweitig bedacht werden, denn für sie und die erzeugten Embryonen steht zu viel auf dem Spiel. Bei einem Fehlschlag erfolgen meist weitere Versuche, die wiederum eine gesundheitliche und seelische Belastung darstellen.

Das Leiden und die Trauer dieser Frauen haben mich sehr berührt. Bei der assistierten Befruchtung liegen Leben und Sterben ja ganz nah beieinander. Hier ist nicht nur das Leben, sondern auch der Tod sichtbar vorhanden, wie die Vielzahl der misslungenen Behandlungen zeigt. Es ist für mich menschlich und ethisch wichtig, diesen Frauen meine Hilfe anzubieten.

Früher war es mein Anliegen, ein umfassendes körperliches und seelisches Verständnis von Fruchtbarkeitsstörungen aufzuzeigen. Und nach wie vor steht die Seele für mich im Mittelpunkt meiner Betrachtungen, doch mit diesem Buch gehe ich einen Schritt weiter: Frauen, die sich einer assistierten Befruchtung unterziehen, zeige ich einen Weg, wie sie für sich selbst und ihr Kind den durch die Technik entstandenen Mangel an Zeugungslust und »Beziehungslust« ausgleichen können. Damit kann sich die Frau aktiv am Fortpflanzungsprozess beteiligen und sich von einer bisher erzwungenen, lähmenden Passivität befreien. Durch eine liebevolle seelische Begleitung des Embryos, das heißt durch die Fähigkeiten der werdenden Mutter als Person, kann sich ihre Gebär-Mutter deutlich von der Petrischale absetzen. Die vorgeburtliche Erforschung des kindlichen Seelenlebens macht zunehmend deutlich, welch geistig-seelischen Prozess die werdende Mutter in der Schwangerschaft neben ihrer körperlichen Anstrengung leistet.

Ich möchte den Frauen mit diesem Buch ein neues – oder altes? – Instrument an die Hand geben, das ihren Geist, Körper und Seele öffnen und ihren Kindern eine größere Chance auf Leben schenken kann. Es ist die Sprache einer neuen Innigkeit und Bindung, die Bewusstsein schafft und Menschlichkeit fördert. Dies ist für alle Schwangeren von Bedeutung. Frauen, die sich einer assistierten Befruchtung unterziehen, sind besonders sensibilisiert, in ihrem Gleichgewicht erschüttert und ihrer erotischen Lust beraubt. Sie benötigen einen Wegweiser vom Technischen zurück zum Menschlichen, von einem Produkt zu einem Baby. Mit dem Embryo zu sprechen von Anfang an – für die assistierte Befruchtung heißt dies sogar schon *vor* seiner Zeugung –, kann potenziellen Kindern eher zum Leben verhelfen oder sie am Leben erhalten.

Ich möchte also alle Frauen, die schwanger sind oder es werden wollen, ermutigen, sich wieder eine alte Frauen-Weisheit anzueignen, deren Wirksamkeit inzwischen biologisch erklärt und nachgewiesen werden konnte: nämlich dem werdenden Baby im Mutterleib von Anfang an eine tiefe Bindung und eine Zuneigung anzubieten und primäre Mütterlichkeit zu lernen. Ich habe diese sehr frühe Zwiesprache mit dem Embryo, dem potenziellen Kind, »Früher Mutter-Embryo-Dialog« genannt. Früh bedeutet nicht erst dann, wenn er sich im Mutterleib bemerkbar gemacht hat oder – wie es heute leider häufig der Fall ist – nach der 12. Schwangerschaftswoche, wenn die Gefahr einer Fehlgeburt im Allgemeinen gebannt ist. Auch dann ist natürlich ein Zwiegespräch mit dem sich entwickelnden ungeborenen Kind von großer Wichtigkeit für beide. Doch früh beginnt viel früher: bei der Geburt des Embryos.

»Wer wagt, gewinnt« heißt ein altes Sprichwort. Kinder sind das größte Risiko im Leben einer Frau, das Risiko dieser ersten Liebesbeziehung ist dagegen klein. Wir schließen im Leben viele unnötige, teure Risikoversicherungen ab. Versuchen wir doch also, das Risiko des Liebens einzugehen.

1

Das Wechselspiel von Fruchtbarkeit und Unfruchtbarkeit

Die Fortpflanzung, ein in der Erbsubstanz aller Lebewesen verankerter Imperativ, war und ist für die Lebenden die einzige »Waffe« gegen Tod und Vernichtung. Doch lässt sie heutzutage Frauen und Männern die Wahl, ihren Lebensplan mit und ohne Kinder zu entwerfen. Wird die Biologie jedoch zum Schicksal, der Kinderwunsch biologisch für nichtig erklärt und bleibt das Kind ein Phantom, kann seelische Not, ein tiefer Versagensschmerz, entstehen. Ich nenne dies einen ganzheitlichen, leiblichen Phantomschmerz auf drei Ebenen: Trauer der Seele, Schmerz des Körpers und geistiges Wissen um das Fehlende. Das moderne psychobiologische Modell beschreibt einen Teufelskreis: Der unerfüllte Kinderwunsch wird zum »Stress«, der die Seele, den Körper, die intimen Beziehungen und das soziale Gefüge untergräbt.

Wie die neue Stressforschung gezeigt hat, entsteht chronischer Stress vor allem als Folge eines Mangels an Bedürfnisbefriedigung und nicht aufgrund höherer Anforderungen, sei es privat oder beruflich (Becker/Jansen, 2006). Auch Schlafstörungen sind eher Folge von sozialem Stress als von Arbeitsstress. Unter sozialem Stress verstehen die Wissenschaftler den Mangel an sozialer Anerkennung (Schulz u.a., 2003). Etliche ungewollt kinderlose Paare fühlen sich heutzutage im sozialen Abseits, wenn sie vergeblich mit allen Mitteln versuchen, ebenso Kinder zu bekommen wie ihre Nachbarn, ihre Freunde und ihre Verwandten. Und das Ausbleiben von Elternschaft seinerseits kann viele schlimme Gefühle hervorrufen wie Kummer, Schuld, Depression, Wut und Neid. Auch Gedanken, nutzlos zu sein oder das eigene Leben als sinnlos zu empfinden, treten häufiger auf.

Die Intensität dieses Wunsches und dieses Leidens habe ich in den letzten 30 Jahren hautnah miterlebt, insbesondere seit meiner Zusammenarbeit mit einem Kinderwunschzentrum. In meine Sprechstunde kamen ungefähr 400 Frauen, die Kinder haben wollten, aber noch nicht vollends dafür bereit waren. Mit ungefähr weiteren tausend Frauen habe ich Briefe ausgetauscht. Sie hatten entweder den Wunsch, durch eine Psychotherapie ein möglicherweise seelisches Hindernis aus dem Weg zu räumen, bei einer IVF seelisch begleitet zu werden oder beim endgültigen Abschied von Kindern Hilfe zu bekommen. Dieser Abschied fiel den Frauen immer dann besonders schwer, wenn sich der Kinderwunsch zu einem ihr Leben einengenden Zwang ausgeweitet hatte und ihre fruchtbaren mitmenschlichen Bezie-

Wenn der unerfüllte Kinderwunsch zum Stress und Zwang wird.

hungen deswegen vertrocknet waren. Diese Zeit des »too late – zu spät« ist oft sehr deprimierend. Eine Frau sagte mir: »Entweder ich bekomme bei Ihnen in einem Jahr ein Kind, oder ich bringe mich um!«

Diese Aussage zeigt die unmittelbare Nähe von der Geburt zum Tod – ein Dualismus, dem ich bei solchen Frauen in ihren Briefen und in der Therapie immer wieder begegnet bin. Statt Hoffnung umgab diese Frauen eine seltsame, unheimliche Atmosphäre von Angst und Trauer, von Todesnähe. Es schien so, als ob für sie Leben, Geburt, Behinderung und Tod eins wären. Ich war zunächst völlig überrascht von diesen Beobachtungen. Unfruchtbarkeit wurde demzufolge für mich zu einem Phänomen, das nach Leben oder Tod fragt. Darum begab ich mich auf die Suche: zum einen nach möglichen Erklärungen für diese Erscheinung, zum anderen nach Abhilfe, einer Stärkung des Lebenstriebs, um der Geburt gegenüber der Unfruchtbarkeit eine Chance zu geben.

Meine Leitlinie dabei waren die vielfältigen Schicksale der Frauen, die sich mir anvertraut haben. Bei der Suche stieß ich auf viele Zusammenhänge zwischen der Fruchtbarkeit, den menschlichen Schicksalen, den Mythen und Märchen sowie unserer Biologie. Viele Frauen bringen aus ihrer Vorgeschichte oft verletzende, schicksalhafte Erlebnisse mit, entsprechend derer sie später die Welt bewusst oder unbewusst auslegen. Insbesondere die Fortpflanzungsfähigkeit ist sehr störanfällig. Zum Schicksal gehören unter anderem alle von außen kommenden Lebensereignisse, ferner die eigener Vorfahren im Sinne transgenerationeller, das heißt von ihnen unbewusst vermittelter Traumen oder Vermächtnisse, das Elternhaus, die Geschwisterreihe, die Partnerschaft, aber auch die eigene vorgeburtliche Zeit und Geburt sowie die

Beziehung zur Mutter. Bedeutete zum Beispiel die Geburtssituation eine »Katastrophe«, so kann das Geborenwerden oder Gebären unbewusst eine katastrophale Fantasie darstellen, die es zu vermeiden gilt. Wurden keine festen Grenzen zur eigenen Mutter errichtet, so gestehen sich solche Frauen möglicherweise aus Angst vor Abhängigkeit, Neid, Rivalität oder Schuldgefühlen nicht zu, sich mit eigenen Kindern ein glückliches Leben aufzubauen. Man braucht als Frau seelisch sozusagen eine Mutterfigur, die der Tochter die Erlaubnis gibt, schwanger zu werden. Ansonsten herrschen möglicherweise statt Geburts- eher Todesfantasien vor, wie ich oben beschrieben habe. Wünsche nach Leben und Geburt können sich dann oft nicht durchsetzen.

Unser aller Schicksal ist zunächst, geboren zu werden. Bei der Geburt wird diese Nähe zwischen Leben und Tod am ehesten sichtbar. Sie ist ein Schnittpunkt, ein Augenblick, in welchem Leben und Tod aufeinanderprallen. Die Geburt ist eine Grenzerfahrung, bei der Mutter und Kind körperlichen Gefahren und Schmerzen ausgesetzt sind, die oft eher an Sterben denken lassen. Konfrontiert mit der Geburt der nachfolgenden Generation erfahren die Eltern erstmals eine sichtbare Endlichkeit ihrer biologischen Zeit. Ab jetzt rücken die Kinder in die erste Reihe des Lebens und die Eltern eine Reihe vor in Richtung des Todes.

Sind Geburt und Tod unauflöslich miteinander verschwistert?

Fragen wir zuerst bei den Mythen und Märchen nach, die in unser aller Seele ein gemeinsames kulturelles Erbe bilden und unsere unbewussten seelischen Begleiter sind. Besonders um die Fruchtbarkeit ranken sich etliche religiöse Mythen, Riten und Symbole sowie kollektive und individuelle bewusste und unbewusste Fantasien, Vorurteile und Aberglaube. Mythen sind ursprünglich mündliche Erzählungen, welche »letzte Fragen« des Menschen nach sich selbst und seiner Welt zu erklären versuchen. Immer geht es dabei um die Lösung von zwei menschlichen Grundproblemen: um Selbsterhaltung und Zeugung. Nach Kolakowski (1974) gibt der Mythos der Welt den Sinn. Auf der metaphysischen Ebene habe der Mensch drei Bedürfnisse, nämlich die empirische Welt als sinnvoll zu erleben, an die Beständigkeit der menschlichen Werte zu glauben sowie nach Kontinuität zu verlangen. Durch die beiden existenziellen Erfahrungen, den Tod und die Liebe, dränge sich der Mythos ständig in unser Leben. Kolakowski zufolge sind jedoch moderne Gesellschaften gespalten in eine technologische und eine mythische Dimension.

Wie C.G. Jung (1921) eindrucksvoll beschrieben hat, liegen den Mythen in unserem kollektiven Unbewussten – unabhängig von individuellen Erfahrungen – so genannte Archetypen, das heißt Urbilder zugrunde. Diese Urbilder zeigen sich in den mythologischen Motiven, in Symbolen, welche die ursprüngliche Sprache des Unbewussten und der Menschheit darstellt. Als Symbol des psychischen Anfangszustands beschreibt E. Neumann (2003) den Uroboros, das

Bild der sich in den Schwanz beißenden Kreisschlange, der auch »als Symbol der miteinander vereinigten Ur-Eltern erscheint, aus denen sich später die Figuren des Großen Vaters und der Großen Mutter herauslösen« (S. 33). Seine linke Seite differenziert sich in »Das Große Männliche«, seine rechte Hälfte in »Das Große Weibliche«, dem Ur-Archetyp der »Großen Mutter«. In diesem Buch beschäftigen wir uns ausschließlich mit dem weiblichen Ur-Archetyp, um die Psychologie von Weiblichkeit und Mütterlichkeit näher kennenzulernen.

Die frühesten Urbilder der Großen Mutter vor der menschlichen Gestalt sind Natursymbole wie Baum, Teich, Frucht oder Tier. Das Kernsymbol des Weiblichen ist das Gefäß. Die symbolische Universalformel der menschlichen Frühzeit lautet nach Neumann: Weib = Körper = Gefäß = Welt. Diese Formel der matriarchalen Lebensstufe ist eine »psychologische Wirklichkeit, deren Schicksalsmacht auch noch in den psychischen Tiefen des heutigen Menschen lebendig ist« (S. 55).

Im Gegensatz zum konservativen Elementarcharakter des Weiblichen ist seine dynamische Komponente der Wandlungscharakter. So wandelt sich das Mädchen zur Frau durch die Menstruation, das erste Blutwandlungsmysterium. Die Schwangerschaft ist das zweite Mysterium des Blutes. Mit der Geburt hat sich die Frau zur Mutter gewandelt.

In den Fruchtbarkeitsmythen wurde die Fruchtbarkeit von jeher durch weibliche Formen symbolisiert und Frauen zugeschrieben. Die großen Mutter-Göttinnen waren alle Göttinnen der Fruchtbarkeit: Gaia, Rhea, Hera und Demeter bei den alten Griechen, Isis bei den Ägyptern sowie in den hellenistischen Religionen, Ischtar bei den Assyro-Babyloniern, Astarte bei den Phöniziern, Kâli bei den Hindus, Ascherah bei den Israeliten, Holda und Freya bei den Germanen. Doch alle Fruchtbarkeitsgöttinnen waren gleichzeitig auch Todes- und Totengöttinnen. Der Archetyp der »Großen Mutter«, der »Großen Göttin«, ist die Herrin des Lebens und des Todes. Eine vorchristliche thrakische Göttin trägt vor ihrem Schoß eine Spirale, deren aufsteigendes Ende das Leben, das absteigende den Tod bedeutet. Am großartigsten hat die frühe indische Kultur die furchtbare Mutter als Göttin Kâli gestaltet, »die Dunkle, die alles verschlingende Zeit, die knochenbekränzte Herrin der Schädelstätte«. Sie steht »blutrot gewandet auf einem Boot im Meer von Blut, des Opfersaftes, dessen sie bedarf, um in unablässiger Zeugung als Weltmutter neuen Lebensgestalten das Dasein zu schenken«. (S. 149)

Ähnliches berichtet Vera Zingsem (1997) in ihrem spannenden Buch *Der Himmel ist mein, die Erde ist mein*: »Alle großen Liebesgöttinnen des Vorderen Orients (und nicht nur da) erscheinen zugleich auch als große Kämpferinnen und Kriegsgöttinnen, stets bereit, die Ihren mit Leib und Leben zu schützen. Ja, ihre Kampfbereitschaft scheint bisweilen fast Bedingung oder Ausdruck ihrer Liebesfähigkeit zu sein. Zumindest schließen Aggression und Liebesbereitschaft sich bei diesen großen Symbolgestalten weiblichen Lebens noch nicht aus.« (S. 105)

Die gleiche Symbolik des Zusammentreffens von Geburt und Tod finden wir nicht nur bei den Göttinnen, sondern sogar bei der ihnen zugeordneten Pflanzensymbolik. Dies gilt insbesondere für die griechische Liebesgöttin Aphrodite, der Schöpferin des Kosmos: »Die süß duftende Myrte, der Ischtar wie der Aphrodite heilig, gehört sowohl zum Symbolbereich der Fruchtbarkeit und hochzeitlicher Wonnen wie auch des Todes ... In dieselbe Richtung weisen auch zwei weitere Pflanzenattribute von Aphrodite: Granatapfel und Lotusblüte. Der Granatapfel, ein Symbol des fruchtbaren Mutterleibs, verweist zugleich auf Persephones unterirdisches (Toten)Reich ... Am Granatapfelbaum zeigen sich Blüte und Frucht zur selben Zeit; somit ist er ein äußerst sprechendes Symbol für die Einheit von Leben und Tod, Reife und Erneuerung. Die Lotusblüte, ein Attribut, das Aphrodite von der ihr gleichgesetzten Isis übernommen hat, galt den Ägyptern als Symbol für Leben, Geburt und Wiedergeburt ... Ganz besonders vereinen sich Leben und Tod jedoch auch in jener Blume, die bis in unsere Zeit als Symbol der Liebe schlechthin gilt: die Rose« (Zingsem, S. 109). Wie wir sehen, wurde diese Nähe von Leben und Tod schon vor über 2000 Jahren als allgemeines Prinzip erfasst. Heutzutage fällt es uns jedoch schwer, diese Verbindung wahrzunehmen. Befassen wir uns doch lieber mit ungeteilten Freuden!

Auch viele zeitgenössische Autoren haben sich mit der Nähe von Geburt und Tod auseinandergesetzt und sind zum gleichen Ergebnis gekommen. Simone de Beauvoir (1956) beschreibt dies folgendermaßen: »Frauen sind es, die das menschliche Schicksal weben; aber sie sind es auch, die seinen Faden durchschneiden. Den Frauen kommt es zu, die Toten zu beweinen, denn der Tod ist ihr Werk. ... Der verhasste Tod bekommt den Sinn in einer neuen Geburt und wird dann gepriesen. Der tote Held wacht in jedem Frühling wieder zu neuem Leben auf, wie Osiris, und gleichsam durch eine neue Zeugung wird er wieder verjüngt.« (S. 168)

Ein mythisches Märchenbeispiel hierfür ist die unglückselige »Liebesgeschichte des Himmels«, wie Eugen Drewermann (1992) sie beschreibt. Immerzu sehnt sich der Sonnengemahl nach der wunderschönen Mondgöttin: »Solange die Mondgöttin in der Majestät ihres Vollmondscheines am Himmel steht, ist die Sonne wie entflammt nach ihr ... In den Tagen des Neumondes verschwindet sie vollständig, was bedeutet, dass die Mondgöttin sich mit der Sonne in den Tagen ihrer größten Unansehnlichkeit vermählt« (S. 112). Drewermann deutet dies folgendermaßen: »Die Stunde der äußersten Erschöpfung der heimatlos wandernden Mondgöttin ist zugleich die Stunde ihrer heiligen Hochzeit mit dem Sonnengott; die Stunde ihres Todes, ihr Untergang im Westen, ist zugleich die Stunde ihrer Vereinigung mit dem himmlischen Bräutigam, dem eigentlichen Herrn und Inhaber des Weltenbaumes. Aus der Vereinigung von Sonne und Mond in der Zeit des Neumondes geht als gemeinsame Frucht beider ein neugeborenes Kind, die schmale Sichel des wieder erscheinenden, schnell wachsenden Mondes hervor. Das Leid der schönen Mondgöttin dient also letztlich ihrem eigenen Glück und ihrer eigenen Regeneration« (S. 23).

Auch etliche Märchen erzählen vom Kampf zwischen Leben und Tod, zwischen Liebe und Verderben. Beim Finden und Erkennen der richtigen Braut geht es um Leben und Tod für den, der freit. In »Dornröschen« müssen viele Prinzen ihr Leben lassen, weil sie nicht den richtigen Moment finden. Es scheint also auf den genau passenden Augenblick anzukommen, der erst nach hundert Jahren gekommen ist. Die Dornenhecken öffnen sich nun wie von selbst, der Prinz findet seine Prinzessin, und sie heiraten. Das Märchen von Dornröschen hieße auf der biologisch-zellulären Ebene:

»Wer nicht den Momentort findet, muss sterben. Wenn aber Prinz und Prinzessin, Ei und Spermium, zur rechten Zeit am rechten Ort aufeinandertreffen, öffnet sich die Eizelle, kann und will gefunden werden, Leben und Geburt können stattfinden.« Ebenso in dem persischen Märchen »Die Geschichte von den Rätseln der Turandot« müssen die Freier sterben, welche die Rätsel der klugen Königstochter nicht lösen können. Fruchtbar kann nur das Passende werden. Auch Turandot lässt viele Freier, sprich Spermien, an sich abprallen, also den Tod erleiden, bevor sie sich schließlich dem Klügsten öffnet.

Diese Darstellung des Weiblichen und des Mütterlichen soll uns zeigen, dass Tod und Untergang stets auf eine hintergründige Weise mit Leben und Geburt verbunden sind. Bei dem Symbol der Mutter stehen Wasser und Erde in einer Wechselwirkung. Geborenwerden heißt, aus dem mütterlichen Leib, dem Fruchtwasser, als Urschoß des Lebens, herauszukommen. Der Storch holt die Neugeborenen aus dem Teich. Das Wasser wird als Milch der Erde bezeichnet, so wie die Quelle der menschlichen Nahrung, die Muttermilch, aus der Brust fließt. Der Fluss der Unterwelt, der Styx, oder das Wasser um die Toteninsel trennt die Toten von den Lebenden. Mutter Erde empfängt die Saat und lässt sie keimen. Doch Sterben heißt, in den Schoß der Erde zurückzukehren, dann wird sie zum »fressenden Schoß des Grabes und des Todes«. »Dieses furchtbare Weibliche ist die gierige Erde, welche ihre eigenen Kinder frisst«, sagt Neumann (S. 149). Die Erde ist also unsere Nahrung und unsere letzte Ruhestätte zugleich.

Die Göttinnen der Fruchtbarkeit symbolisieren Werden und Vergehen.

Während nach Neumann der positive Elementarcharakter des Weiblichen aus der sichtbaren Mutter-Kind-Beziehung hervorgeht, entstammt seine negative Seite »der Innenerfahrung, der Angst und dem Grauen vor der Gefahr, die das Große Weibliche bedeutet« (S. 147). In der Tat sind wir als Embryo auf Gedeih und Verderb sowohl biologisch als auch seelisch unserer Mutter schicksalhaft ausgeliefert. Es liegt bei ihr, wenn auch nicht wirklich in ihrer bewussten Macht, ob ein Embryo von ihrer Gebärmutter angenommen und ob danach das Kind bis zu seinem Geburtstermin sicher gehalten und getragen wird, um lebensfähig zu sein. Das Kind kann auch durch eine Abtreibung getötet werden.

Nach der Geburt lebt der Säugling in absoluter Abhängigkeit von seiner Mutter. Das Leben des Kindes liegt somit bis zu einem gewissen Alter völlig in den Händen seiner Mutter, die für das Kind die Welt bedeutet. Nach Meinung des Biologen Adolf Portmann (1944) ist der menschliche Säugling des ersten Lebensjahres als »Embryo außerhalb des Mutterschoßes« (S. 68) anzusehen, da er gegenüber den Säugetieren eine physiologische Frühgeburt darstellt. Doch schließlich muss sich der erwachsene Sohn als männlicher Held dem heroischen Kampf gegen die Große Mutter stellen. Neumann beschreibt dieses Herauslösen des männlichen Bewusstseins, das alle Menschen – Männer wie Frauen – haben, als einen »schweren und leidensreichen Kampfweg der Menschheit«. Im Unbewussten des Menschen gibt es das frühe innere Bild einer janusköpfigen Mutter mit einer lebenspendenden und einer mörderischen Seite.

In der Krise der Unfruchtbarkeit habe ich bei meinen Patientinnen erstaunlicherweise ähnliche Urbilder ihrer seelischen Grundstimmung und übereinstimmende mythologische Leitvorstellungen gefunden. Diese inneren Bilder, zu denen unsere aufgeklärte Welt keinen Zugang hat, erinnern vielfach an den Archetyp der Fruchtbarkeitsmythen. Die Frauen erleben ihre Unfruchtbarkeit oft schmerzvoller als die Kinderlosigkeit.

Der unfruchtbare Leib ist immer negativ besetzt, tief verbunden mit Schrecken und Tod. Meine Patientinnen erleben ihn manchmal als einen Ort von Leere, Fluch und Scheitern. Sie verknüpfen mit ihm aber auch Scham, Schuld oder Wertlosigkeit. Er erscheint unheimlich, das heißt nicht heimelig, als ungerechtes Schicksal. Einige Frauen bezeichnen ihren kinderlosen Unterleib als einen verdorrten Baum oder einen vergifteten Nährboden. Auch der Teufel wird als negative Figur ins Spiel gebracht, der sich zwischen die Frau und das Kind setzt. Die positiven Bezüge sind auf Gott gerichtet und auf einen göttlichen Status während der Schwangerschaft. Der Teufel steht für diese Frauen als ein Vertreter des Todes, Gott hingegen als Schöpfer des Lebens. Da Gott und Teufel ursprünglich vereint waren, begegnen wir hier wiederum der Grundeinheit von Leben und Tod.

Wettlauf der Spermien zur Eizelle – und dann?

Unser nächster Schritt auf der Suche nach der Wahrheit über die Beziehung zwischen Leben und Tod führt uns zu unserem Lebensanfang, der Zeugung. Die brasilianische Psychoanalytikerin Joanna Wilheim schlägt in ihrem Buch *Unterwegs zur Geburt* eine Brücke zwischen dem Biologischen und dem Psychischen. Sie beschreibt in einer vermenschlichten Form, wie Leben und Tod bereits bei unserer Zeugung im Mutterleib aktiv sind. Die Empfängnis nennt sie den Ort des Ur-Traumas, den Momentort, also den Punkt, an dem Raum und Zeit zusammenfallen, um das neue Wesen zu gebären. Er ist einerseits Ort und Augenblick der Schöpfung des Lebens, andererseits Bühne für seine Zerstörung. Denn 80 Prozent der befruchteten Eizellen überleben nicht im mütterlichen Körper.

Sie schreibt: »In einem zügellosen Wettlauf auf Leben und Tod rennt das Spermatozon der Begegnung mit der Eizelle entgegen, denn wenn es nicht als Erstes dieses Ziel erreicht, wird es unterliegen, sterben, sich zerstören, es wird sich nicht verewigen können. Seine Mitstreiter, gefährliche Rivalen, sind Hunderte von Millionen. ... Schließlich kommt es an: müde, erschöpft, geschwächt, hilflos, um der Eizelle seine kostbare Ladung zu übergeben. Bei der Übergabe löst es sich auf, es desintegriert sich und hört auf zu sein, was es vorher war ... Die Eizelle ist nur *eine*, hat keinen Rivalen. Sie wird die Einzige sein, um die sich Tausende bewerben. Sie muss nur warten, gefunden zu werden. Sie ist viel größer als die Samenzelle, der ›Bräutigam‹, der sich mit ihr vereinen wird. Dazu ist es für sie nur nötig, dass sie am richtigen Ort und zur richtigen Stunde aufgefunden wird. Wird dieser richtige Augenblick verfehlt, wird auch sie nicht überleben. Sie wird aufgelöst und eliminiert werden.

Auch der Moment der Begegnung, die Paarung, bringt eine sehr turbulente Erfahrung für beide an diesem Schöpfungsakt beteiligten Partner mit sich. Es beginnt die Zellvermehrung, eine für das erste Paar brüske und katastrophische Veränderung. Das Leben, das nun in dieser neuen, jetzt aus zweien bestehenden Einheit beginnt, sieht sich einerseits als

Gegenstand eines gefährlichen Ansturms: Das Ei, das jetzt das Paar beherbergt, gleitet wie ein Raumschiff mitten durch ein auf es ausgerichtetes Kreuzfeuer. Das ›Hochzeitsfest‹ muss still, ohne Pracht gefeiert werden. ... Das Ei-Schiff gleitet weiter den Eileiter hinab, um sich im Uterus einzunisten. Es ist den Gefahren nicht entronnen.« (S. 33)

Nach Wilheim ist das Überleben wirklich bedroht, nicht zuletzt durch die antivitale Ladung im Mutterkörper: »Nämlich dass eine Mutter existiert, die nicht will, dass es lebt. So entsteht im Moment der Konzeption ein Kampf, den das Konzept (Frucht der Konzeption, Anm. der Autorin) mit der Mutter austrägt, um zu überleben.« Dieser Kampf stellt in Wirklichkeit nur einen kurzen Moment des Übergangs dar, wenn der mütterliche Körper registriert, dass aus der Eizelle ein Fremdkörper geworden ist.

Die Gladiatorenkämpfe in den römischen Arenen, die Spiele auf Leben und Tod, die mittelalterlichen Ritterturniere, die Duelle mit verbundenen Augen zeigen Wilheims Meinung nach eine dramatisierte Inszenierung der unbewussten Anfänge der menschlichen Existenz. Olympische Spiele, Wagen-, Pferde- und Autorennen sollen andererseits beweisen, dass es möglich ist, zu wetteifern, ohne sich selbst oder einander zu töten. Gleiches gilt nach Hildegunde Wöller (2001) für die vielen Drachenkampf-Märchen, in denen die Freier entweder getötet werden oder den Sieg und damit die Hochzeit der Königstochter erringen. Dies gelingt aber nicht, ohne dass höhere Mächte helfend eingreifen. Hier zeige sich der tödliche Ernst dieser heiligen Spiele. Reduzieren wir dieses Märchen auf eine biologisch-zelluläre Ebene, so heißt das: Der Embryo braucht die schützende Macht seiner Mutter, um zu überleben.

Die neue Wissenschaft der Psychoneuroimmunologie, die sich mit den Zusammenhängen zwischen unserer Seele und unserem Immunsystem beschäftigt, kann uns heute biologischen Aufschluss darüber geben, welches »Kreuzfeuer« auf das frisch vermählte Paar, den Embryo, im Mutterleib gerichtet ist. Unser inzwischen gut erforschtes Immunsystem übt neben anderen körperlichen Faktoren hier einen selektiven Einfluss aus.

Im Thymus, der Brustdrüse, werden zwei Arten von T-Lymphozyten gebildet, die zur Aufrechterhaltung eines gesunden Immunsystems für unseren Körper äußerst wichtig sind. Dies sind einerseits die Killerzellen (T-Lymphozyten des CD 4- Typs), denen als Offiziere bei den Streitkräften des Immunsystems die Aufgabe zukommt, Kampftruppen ins Gefecht gegen Krankheitserreger zu schicken. Gegen diese treten die Ammen- oder Helferzellen (regulatorische T-Zellen) an, die Dirigenten des Immunsystems, die unter anderem Autoimmunreaktionen verhindern und Schwangerschaften aufrechterhalten, also den Embryo und das ungeborene Kind bis zur Geburt im Mutterleib vor den Angriffen der Killerzellen schützen müssen. Denn das Kind hat seine Gene zur Hälfte vom Vater und verkörpert somit immunologisch im Prinzip eine Art Organtransplantat. Eine erhöhte Zahl von »Friedensstiftern« im mütterlichen Blut kann demzufolge eine Abstoßungsreaktion des Embryos besser verhindern. Gleich nach seiner Einnistung hilft dabei auch der Trophoblast, der Teil der zukünftigen Plazenta, mit dem sich der Embryo in der Gebärmutter verankert. Er bildet eine körperliche Barriere gegen mögliche Angreifer aus dem mütterlichen Blut und produziert zudem immununterdrückende Moleküle.

Der Embryo gerät ins Kreuzfeuer und ist auf Ammen angewiesen.

Für die werdende Mutter ist es günstig, sich an das väterliche Antigen rechtzeitig zu gewöhnen. Bestenfalls kann sie mindestens ein Jahr vorher intensiven körperlichen Kontakt zu ihm pflegen, denn durch die Schleimhäute an Mund und Genitale werden Antigene ausgetauscht. Auch die Prä-Eklampsie (Schwangerschaftsvergiftung) und die Unterversorgung des Fötus sind Antworten des mütterlichen Immunsystems auf ihr erhöhtes inneres Stressmilieu. Außer dieser Feinmodulation des Immunsystems ist aber auch ein kräftiger Aufbau der Gebärmutterschleimhaut nötig, um dem Embryo eine gute Einnistungschance zu gewährleisten. Dass ebenfalls die Schleimhautdicke von psychischen Störungen beeinflusst wird, zeigt die Tatsache, dass sie unter anderem bei Depressionen erheblich verringert ist.

Sind wir unserem Immunsystem also machtlos ausgeliefert, darf es unsere potenziellen Kinder nach Belieben zerstören? Neue psychologisch-immunologische Forschungen zeigen uns schwarz auf weiß, was wir schon lange wussten: Das Immunsystem lässt sich von unseren Gefühlen steuern, und zwar ist es umso potenter, je mehr Freude und Glück wir empfinden. Lachen, Freude und Hoffnung schützen demzufolge nicht nur gegen Krankheiten, sondern wirken auch stimulierend bei Schwangerschaften. Sie sind eine wirksame Waffe gegen das Kreuzfeuer unseres Körpers, das den Embryo erwartet.

Wichtig ist die *Bereitschaft*, das Kind aufzunehmen. Der österreichische Wissenschaftler Christian Schubert nennt zwei psychologische Maßnahmen zu seiner Optimierung: die angeleitete Selbstregulierung autonomer Körperfunktionen in tiefer Entspannung sowie das emotionale Sichöffnen durch Sprechen. Zum Beweis der ersten Maßnahme unternahm er eine Studie an Kindern zwischen sechs und zwölf Jahren mit entsprechenden Kontrollgruppen, die in einer 25-minütigen Selbsthypnose-Tonbandaufzeichnung gebeten wurden, Immuneiweiße im Speichel ansteigen zu lassen. Ihnen wurde die Anweisung gegeben, sich zu freuen, an diesem besonderen Ort zu sein und mehr gesunde, starke Immunproteine in der Spucke zu bilden, worüber sie stolz sein könnten. Zehn Minuten später wurden bedeutend höhere, das heißt statistisch signifikante Immunkonzentrationen gemessen. Die Kinder richteten durch diese Übung ihre frei werdenden Gedanken auf das Immunsystem und imaginierten dabei angenehme Vorstellungen.

Eine erhöhte Immunaktivität wird außerdem durch das von Schubert erwähnte Sich-emotional-Öffnen durch Sprechen erzielt. Aussprechen, Mitteilen und Überdenken von Problemen und Konflikten in einem verständnisvollen Milieu wirkt seelisch entspannend und kann chronischen Stress reduzieren.

Diese naturwissenschaftlichen Erkenntnisse helfen uns, die Störungen der Fruchtbarkeit auf der körperlich-zellulären Ebene zu verstehen. Die Biologie unseres Körpers funktioniert unbewusst, sie geschieht ohne unser Denken oder Dazutun. Das führt zu der ungeheuren Entdeckung: Die Mythen erzählen die gleiche Geschichte über Geburt und Tod wie unser Körper – beides unbewusst. Dem Psychoanalytiker Wolfgang Loch (2001) zufolge sind Mythen sogar »der Ursprung der Theorien, die – wegen ihrer erklärenden Kraft – vergleichbar sind mit den mathematisch-naturwissenschaftlichen Theorien«.

Wer bekommt Kinder und wer nicht?

Abstoßung oder Kampf ist also biologisch gesehen bei einer Schwangerschaft zunächst eine natürliche Reaktion. Dennoch gibt es ja immer eine nächste Generation, was diese Frage aufwirft, nach welchen Kriterien sich ein Kinderwunsch erfüllt. Aber oft können wir in Einzelfällen verstehen, warum kein Kind geboren werden konnte. Manche dieser Frauen »denken«, dass Geburt und Tod immer miteinander verbunden seien, worauf sich der weibliche Körper bei der Fortpflanzung ratlos verhält. Bei diesen Frauen ist das Begehren nach einem Kind zwiespältig. Wunsch und Angst – in diesem Falle Geburt und Sterben – halten sich die Waage. Dies geschieht immer dann, wenn diese beiden Vorgänge unbewusst verschmolzen bleiben und deswegen auch verwechselt werden können. Denn hat sich der Embryo in die Gebärmutter eingenistet und ist das Kind schließlich auf der Welt, sind Geburt und Tod im weiteren Ablauf unseres Lebens nicht mehr gleichzeitig wirksam und vorhanden. Frauen mit spezifischen Schicksalen, die kein grundlegendes Sicherheitsgefühl entwickeln konnten, möglicherweise auch durch Fehlgeburten oder Abtreibungen seelisch verletzt sind, spüren den Tod näher als unbelastete Menschen.

Meine psychoanalytische These, die ich in über 30 Jahren Arbeit mit solchen Frauen gewonnen habe, lautet: Auch die Technik wird nicht immer das Kind liefern können, falls dem bewussten Kinderwunsch eine unbewusste Angst, ja die Annahme der Gefahr eines solchen Unterfangens, entgegensteht. Unabhängig davon, ob bei einer Frau eine somatische Störung vorliegt, die mit medizinischen oder technischen

Mitteln beseitigt werden kann, kann auch die Weigerung der Psyche eine Befruchtung verhindern. Die Seele kann Nein sagen. Ihr Verbot programmiert den Körper, denn sie hat das letzte Wort über ihn. Die Kontrolle der Technik über den Menschen bleibt eine Illusion. Öfter zeigt sich jedoch nach der Auflösung eines zentralen Konflikts, einer Lebensänderung oder einer seelischen Nachreifung, dass es der betreffenden Frau nun gelingt, ein Kind zu empfangen und auszutragen, wie ich es in meinem Buch *Wenn die Seele Nein sagt* beschrieben habe.

Die Seele hat das letzte Wort über den Körper.

Natürlich gibt es auch Menschen, die sich gegen die Geburt von Kindern aussprechen, da sie das Kinderkriegen als eine überflüssige, widersprüchliche oder unlösbare Handlung ansehen. Kinder sind eben nicht nur Freude, sondern verlangen vielfältige Opfer von ihren Eltern. Kinderliebe lässt sich nicht erzwingen. Und wer die Belastungen durch Kinder nicht durch Glück und Lebendigkeit als aufgewogen empfindet, sollte lieber Abstand vom Kinderkriegen nehmen.

Für den niederländischen Biologen Midas Dekkers »gibt es nur einen einzigen guten Grund, Kinder zu bekommen, und das ist die Fortpflanzung. Sich fortzupflanzen, ist schlecht für einen selber, aber gut für die Art. ... Fortpflanzen ist auf Dauer gefährlich, Gebären kann tödlich sein. Jede Sorge, die man seinem Nachwuchs angedeihen lässt, geht auf das Konto der eigenen Vernachlässigung. ...« Die Evolution sei klug, indem sie nicht auf das Gebären, sondern auf die Paarung achte: »Solange es einer Art schleierhaft bleibt, dass aus der Lust des Paarens die Last des Gebärens erwächst, braucht sich die Evolution über diese Art keine Sorgen zu machen. Und bis auf eine einzige Ausnahme ist ihr das auch gelungen. ... Einzig der Mensch ist klüger – und auch dümmer. Mit einem Rattenschwanz von Kindern rackert er sich ab wie keine andere Spezies auf der Welt« (2005, S. 243-244).

Ferner meint Dekkers lakonisch: »Man kriegt das Kind nicht, sondern das Kind kriegt einen. Es verdonnert die Mutter zu Diensten: Putzfrau, Köchin und, wenn es krank ist, Krankenschwester. Das Kind ist ein Trojanisches Pferd, das man sich unter rauschhaftem Empfang von Glückwünschen als Liebesbeute ins Haus holt, bis einem dann der Schreck in die Glieder fährt, wenn man sich klar wird, dass es sich hier nicht um einen vorübergehenden Besuch handelt. Dieser Besuch setzt sich fest. Das Einzige, was ein Kind nicht kann, ist, einen entlassen. Fast 20 Jahre lang wird das Kind außer ein Quell des Glücks und der Liebe auch einer von Kummer und Sorgen sein. Ein Kind kostet alle Kraft – und viele Stangen Geld. ... Ein Kind will versorgt werden, auch wenn das auf Kosten der restlichen Familie geht. Seine Aufgabe scheint darin zu bestehen, den Eltern auf die Nerven zu gehen. Ein Kind, das seine Eltern in Ruhe die Zeitung lesen lässt, versteht sein Metier nicht« (S. 238-239).

Er fragt: »Warum schafft sich eine Frau ein Kind an? Nicht etwa, weil sie ein Kind haben möchte – Kinder sind zu nichts nutz. Eine Frau schafft sich ein Kind an, weil sie Mutter werden möchte. ... Es geht nur um sie selbst. Ein Kind muss die Wünsche seiner Eltern wahr machen. Als Vater und Mutter stellt man etwas dar. Ein Kind erfüllt dieselbe Funktion wie ein Boot. Warum schafft sich ein Mensch ein Boot an? Nicht etwa, weil er für den Rest seines Lebens daran herumwerkeln möchte, nicht um des Bootes willen, sondern weil er Kapitän sein möchte. Um des Menschen willen also. Seit es die Pille gibt, ist Muttersein eine Form der Freizeitbeschäftigung, und zwar die effektivste, denn Freizeit hat man dabei keine mehr. Wer über den Sinn des Lebens nachgrübelt, sollte sich ein Kind anschaffen. Nicht, weil ein Kind dem Leben Sinn verleihen würde, sondern weil man mit Kind keine Zeit mehr zum Grübeln hat« (S. 299). Auch wundert sich Dekkers, warum man unter Schmerzen seinen eigenen Klotz am Bein gebären solle. Ironisch merkt er an, dass nur das Sammeln von Kindern derzeit noch beliebter sei als Gartenarbeit oder Internetsurfen. Auch im wildesten Weibe schlummere ein Muttertier, das sich für seine Brut schinden möchte. Mutterschaft hält er für umweltschädlicher als jegliches Auto- oder Speedbootrennen. Er meint sogar, dass ein modernes Kind ein ähnlicher Luxusartikel sei wie ein Hätschelschwein. Warum jemand Mutter würde, beantwortet er folgendermaßen: »Weil er auf dem Misthaufen des Schuftens und Grübelns die Blumen der Liebe ernten möchte« (S. 302).

Sind Dekkers' Ausführungen doch eher mit Ironie geschrieben, zeigt die französische Psychotherapeutin Corinne Maier (2008) Kindern eine deutlich bittere und gehässige Note. Wer so negativ schreibt, hat wohl selbst keine Liebe von den eigenen Kindern geerntet. Maier hält Kinder für überflüssigen und unmoralischen Ballast. In ihrem Buch *No kid – 40 Gründe, keine Kinder zu haben* räumt die Autorin, Mutter von zwei Kindern, mit der Vorstellung auf, dass Kinder glücklich machen. Ihrer Meinung nach gibt es nicht nur zu viele Kinder auf der Welt, sondern sie hält es für unmoralisch und verantwortungslos, in reichen, Energie verschlingenden

Ländern Kinder zu haben. Ihrer Meinung nach belasten, besetzen, beengen und uniformieren Kinder das eigene Leben, gefährden die Karriere, verdummen, terrorisieren, ruinieren finanziell, verunstalten körperlich, ersetzen die Sexualität, vertreiben die Freunde, zerstören die Freiheit, ja das Leben. Sie nennt Kinder eine programmierte Enttäuschung und ruft alle Frauen zum Gebärstreik auf. Damit wendet sich die Autorin gegen den unbedingten, oft alles bestimmenden Wunsch nach Kindern, der zum Ziel hat, durch sie Sinn, Geborgenheit und Glück im Leben zu finden.

In einem SPIEGEL-Artikel: »Problemfaktor Kind: Mütter sind immer die Angeschmierten« (2/2004, S. 40) klagt eine Frau über die Unmöglichkeit, heutzutage eine richtige Lösung in der Kinderfrage zu finden. Kinder zu haben oder keine macht für sie keinen Unterschied in ihrer eigenen Wertschätzung oder der anderer. Sie habe lediglich die Wahl, auf welche Weise sie »die Angeschmierte« sein solle:

1. Du bekommst ein Kind und bleibst zu Hause. Du wirst als dumme Hausfrau beschimpft, die zu bequem ist zum Arbeiten.

2. Du bekommst ein Kind und arbeitest weiter. Du wirst als Rabenmutter beschimpft, die weder dem Kind noch dem Job wirklich gerecht wird.

3. Du bekommst kein Kind. Du wirst als egozentrische, unreife, gefühlskalte sowieso-nicht-ganz-richtige Frau beschimpft. ... Den heute 30- bis 40-jährigen Frauen in Westdeutschland fehlt das Rollenvorbild: Die meisten ihrer Mütter blieben zu Hause und waren für die Kinder da. Kam man mittags von der Schule, stand das Essen auf dem Tisch. Aber während vor allem Mittelschicht-Mütter ihren Töchtern in den Siebzigern des letzten Jahrhunderts das traditionelle

Ideal vorlebten, predigten sie ihnen das Gegenteil: Macht Karriere! Macht euch unabhängig von einem Ernährer! Diesen Widerspruch versuchen die Töchter nun zu leben. Sie sind die Generation, die den Umbruch schaffen soll.

Auf dem Weg zum Wunschkind

Männer und Frauen haben ja heute die Wahl, sich bewusst gegen oder für Kinder zu entscheiden. Die meisten von ihnen wünschen sich welche. Im Allgemeinen sind sie davon überzeugt, dass die Fähigkeit, Kinder zu bekommen, angeboren ist. Erschreckt müssen dann einige feststellen, dass diese natürliche Begabung nicht selbstverständlich ist, und auch kein Recht, das man sich durch Wohlverhalten oder große Anstrengung verdienen kann. Es kommt oder es kommt nicht. Einigen purzelt es in den Schoß, oft auch ungewollt, denn jedes Kind bedeutet nicht nur Glück, sondern auch eine ungeheure Anstrengung, es großzuziehen. Andere warten verzweifelt auf ein Kind, versuchen jahrelang alles dafür zu tun und scheitern dann doch. »Kinder sind das köstlichste Gut eines Volkes«, steht in Artikel 125 der Verfassung des Freistaates Bayern. Sigmund Freud (1914) erkennt das Köstliche in der Elternliebe darin, dass sich ihr wiedergeborener Narzissmus seinen Wunsch nach Unsterblichkeit von nun an in ihren Kindern als erfüllt ansieht. Doch dieses Köstliche ist offenbar nicht immer leicht zu bekommen. Zu früheren Zeiten wurde der Wert von Kindern als Existenzgrundlage nicht hinterfragt. Heute, da die Renten vom Staat aufgebracht werden, bedeuten Kinder für viele eher Sinnstiftung auf einer geistig-seelischen Ebene, eine wichtige emotionale Erfahrung, eine Erweiterung des Ich sowie eine große Erfüllung partnerschaftlicher Liebe.

Solche Frauen möchte ich seelisch zu ihrem Wunschziel begleiten, sei es, dass sie spontan empfangen oder eine assistierte Befruchtung in Anspruch nehmen. Ich zeige ihnen, wie man den Einnistungskampf in einen Einnistungs*tanz* umwandeln, wie man die natürliche Reaktion von Abstoßung zugunsten der Einnistung beeinflussen kann. Die Gebärmutterschleimhaut soll für diesen Tanz mit dem Embryo empfänglich werden und ihm sozusagen mitteilen, dass er zu ihr passe, dass sie ihn aufnehme wie in einem Tanz zweier Körper, die sich harmonisch miteinander bewegen und sich darauf einlassen müssen, sich zu berühren – ein wortloses Gespräch. Die hinduistische Religion geht davon aus, dass die Welt im Tanz erschaffen wurde. Mystiker aller Zeiten haben im Tanz, einer lustvollen Bewegung, ein Symbol der schöpferischen Liebe als den Ursprung des Lebens gesehen. In dem Moment des Einnistungskampfes, der physiologisch angelegt ist, hilft also die »autogene Freude« (autogen = aus sich selbst erzeugt), diesen kurzen Moment des Übergangs positiv zu beeinflussen. Diese Gedanken sind nichts Neues, sie tauchen seit Jahrtausenden immer wieder auf. Das Neue ist, dass ich meine, einen Weg gefunden zu haben, diesen Vorgang zu erleichtern.

Wie der Einnistungskampf in einen Einnistungs*tanz* verwandelt werden kann.

Die Kombination der beiden von Christian Schubert beschriebenen immunwirksamen psychologischen Bausteine wird im Mutter-Embryo-Dialog genutzt, der bei mir in eine kürzere psychotherapeutische Beratung eingebettet ist. Unter dem Namen »Erweiterter Mutter-Embryo-Dialog« habe ich das mütterliche Zwiegespräch in die assistierte Befruchtung eingeführt und beginne mit diesem bereits vor der Rückführung des Embryos in den Mutterleib. Im Kapitel 5 werde ich diesen Dialog eingehender beschreiben. Nach einem von mir angeleiteten Autogenen Training sowie einer tiefen, langsamen Bauchatmung führe ich die Frau in tiefer Entspannung zu einem imaginären Dialog mit ihren inneren Geschlechtsorganen und zu einem späteren Zeitpunkt mit dem Embryo als angeleitete Selbstregulierung autonomer Körperfunktionen, hier des Immunsystems.

Die zusätzliche klassische psychotherapeutische Arbeit ist entlastend und wichtig, da in der Kinderwunsch-Sprechstunde kein Platz für Gespräche ist. Ich versuche in einer begrenzten Zeit, die wichtigsten transgenerationellen Vermächtnisse, die erlittenen Verletzungen, die Qualität ihrer Beziehungen sowie die bewusste und unbewusste Einstellung zum Leben, zum eigenen Körper und zu den ersehnten Kindern zu klären. Ich arbeite auch mit Träumen. Breiteren Raum nimmt hierbei die Vorgeschichte der bisherigen Kinderwunsch-Behandlungen ein. Mit dem nochmaligen Durchleben aller dabei entstandenen Gefühle, der enttäuschten Hoffnungen, des seelischen Schmerzes, der Wut und dem Empfinden, vom Schicksal ungerecht behandelt worden zu sein, ermögliche ich sowohl eine immunologisch gesunde, emotionale Öffnung und werde dabei auch zum dringend benötigten Zeugen des Leidens an der Kinderlosigkeit. Diese immunstärkende Kombination kann ein Schutzschild des Embryos für die schädlichen und zerstörerischen Substanzen der Mutter in Form von Antikörpern, Muskelspasmen, Minderdurchblutung, schädlichen Hormonen und Killerzellen sein.

Aber auch der *ohne fremde Hilfe durchgeführte Mutter-Embryo-Dialog* stärkt die Feinmodulation des Immunsystems zugunsten einer Schwangerschaft, indem er durch eine liebevolle, positive Grundeinstellung zum potenziellen Kind Freude, Stolz, Zeugungs- und Bindungslust hervorruft. Gefühle, die den Embryo schädigen, wie Angst, Erregung, Sorgen und Unlust, sollen dadurch in den Hintergrund treten. Da in der Natur die Selbsterhaltung einen höheren Rang einnimmt als die Arterhaltung, erscheint es biologisch sinnvoll, eine ängstliche, unsichere, gestresste Mutter möglichst keiner weiteren Gefährdung durch eine Schwangerschaft auszusetzen.

Dieser Dialog dient also auf der körperlichen Ebene der Aufnahmebereitschaft der Gebärmutterschleimhaut sowie im Bereich des Immunsystems der Vermehrung von Ammenzellen und der Verminderung der Killerzellen. Ein Immunsystem, das frei ist von Verteidigungsaufgaben, kann sich ganz auf die Fortpflanzung konzentrieren. Das Lustprinzip schwemmt alle Bedenken und Ängste hinweg. Ein entlastetes Immunsystem benötigt keine Killerzellen.

Auf der seelischen und emotionalen Ebene geht es darum, den Embryo als ein zu liebendes eigenständiges Wesen, als werdendes Subjekt und als die Erfüllung des Wunsches nach Nachkommenschaft anzuerkennen. Darüber hinaus können wir schon in einem ganz frühen Stadium lernen, mütterliches Einfühlungsvermögen und liebevolle Fürsorge für unsere potenziellen Kinder zu entwickeln. Und: Bei der assistierten Befruchtung gilt es auch, den verlorenen erotischen Genuss anderweitig zu entdecken.

Aus all dem ergeben sich zwei wichtige Schlussfolgerungen: Die erste Erkenntnis ist das neue Wissen, dass sich die Außenwelt der Mythen und die Innenwelt des Körpers gleichen. Gesetze, die im Geistigen gelten, gelten auch im Körperlichen. Unser Dialog mit uns selbst und unserem Embryo setzt sich also auf zellulärer Ebene fort. Killerzellen und Ammenzellen führen sozusagen einen Dialog miteinander, anstatt zu rivalisieren. Wohlwollen und Hoffnung sind unsere Hauptverbündeten im Kampf um das Leben des zukünftigen Kindes. Freude ist sozusagen ein Selbstläufer vom Kind zur Mutter und von der Mutter zum Kind.

Damit ist unsere Aufgabe klar definiert: Um für unsere Nachkommenschaft der Geburt gegenüber dem Tod möglichst große Chancen einzuräumen, müssen wir die Biologie in das Seelenleben übersetzen und dort Bindungsarbeit leisten. Es ist immer alles vorhanden – wir müssen es nur nutzen. Dies ist besonders wichtig bei Frauen, die weniger positive Erfahrungen im Leben gemacht haben oder die sich einer assistierten Fortpflanzung im Labor unterziehen müssen. Sie sind darauf angewiesen, dass ihr durch diese Zeugungsweise entstandenes Defizit an Menschlichkeit und geschlechtlichem Begehren durch einen liebevollen Umgang mit dem Embryo ausgeglichen wird.

2

Auf die Seele hören bei assistierter Befruchtung

Die im Dunkel des weiblichen Schoßes verborgenen Geheimnisse von Zeugung und Entwicklung des neuen Lebens wurden seit dem letzten Jahrhundert gelüftet. Anfang des 20. Jahrhunderts begann man zunächst damit, Frauen mit Spendersamen zu befruchten. Seit 30 Jahren nun kann man die Befruchtung extrakorporal vollziehen – außerhalb des Mutterleibes. Diese Vorstellung rüttelt an unseren menschlichen Grundfesten, denn im christlichen Denken ist der Mensch ein Geschöpf Gottes. Demnach hat jede Zeugung – unerheblich von der Art ihres Zustandekommens – ihre göttliche Würde. Doch kann die Befruchtung außerhalb des Mutterleibes eine anthropologische Zeugung sein, das heißt, können wir sie im Rahmen unserer Wissenschaft vom Menschen und unserer christlichen Religion verstehen und einordnen? Selbst wenn wir einen Menschen im Labor erschaffen können, ist er mehr als die Vermischung zweier Keimzellen.

Wie also finden wir zur spirituellen Ebene des Menschen? Dies ist bisher eine noch offene existenzielle Frage, die nur kontrovers aufgefasst werden kann. Denn sie wirft viele ungeklärte Probleme und Zweifel auf, sodass wir sie wahrscheinlich niemals schlüssig werden beantworten können.

Am 25. Juli 1975 kam das erste so genannte Retortenbaby Louise Brown in England zur Welt. Seither hat die medizinisch assistierte Reproduktion ihren Siegeszug um die Welt angetreten. Weltweit leben bisher über drei Millionen außerhalb des Mutterleibes gezeugte Kinder, allein in Deutschland derzeit über 200.000. Dies sind 1,5 Prozent aller Geburten – mit steigender Tendenz. Die Erfolgschancen wuchsen mit den neuen Erkenntnissen über die genauen Abläufe und Funktionen von Gebärmutter, Spermien, Hormonen und den ständig verbesserten Techniken der IVF. Von 5 Prozent ist die so genannte Baby-Take-Home-Rate nun auf 25 bis 30 Prozent pro Versuch angestiegen.

Zweifellos ist es ungleich erotischer und erfüllender, wenn der Zeugungsvorgang in intimer Zweisamkeit geschehen kann. Deswegen beruht meiner Überzeugung nach der bedeutsamste Unterschied zwischen der natürlichen und der assistierten Fortpflanzung im seelischen Erleben der Betroffenen – auf deren tiefer menschlicher Entbehrungssituation. In unserer Natur haben wir gewisse genetisch angelegte Präkonzeptionen, das heißt Vorerfahrungen. Die wichtigste dabei ist die uns angeborene Präkonzeption der Mutterbrust, die wir sofort nach der Geburt suchen und brauchen.

Wir haben aber noch ein weiteres genetisch verankertes Konzept, nämlich das von der geschlechtlichen Zeugung durch den natürlichen lustvollen Paarungsakt zwischen Mann und Frau. Dieses innere Modell, dass ein Paar wie alle Generationen vor ihm durch den Geschlechtsakt Kinder bekommt, ist in unserem Körperbild und im Selbstverständnis von Erwachsenen verankert. Unsere genetische Vorerfahrung wird also bei der assistierten Fortpflanzung in einer technisch überwachten, unpersönlichen Laborsituation zutiefst frustriert, weil sie den Körper vorübergehend enteignet. Sie wird ersetzt durch eindringende, teils schmerzhafte Maßnahmen am weiblichen Unterleib – noch dazu in einer gewissen Öffentlichkeit. Die beiden Liebespartner werden getrennt und der Leitung eines handelnden Dritten unterstellt. Der zukünftige Vater muss seinen Samen dem Labor anvertrauen und zum Beobachter der »technischen Urszene« werden. Die zukünftige Mutter muss in ihrem Unterleib für die Befruchtung eine technische Prothese ertragen. Ihr Unterleib wird als Ort der Leidenschaft abgewiesen.

Reifere, robustere Frauen, die fest in der Realität verankert sind, werden leichter mit diesen Frustrationen einer assistierten Befruchtung zurechtkommen. Und wenn Paare eher Versagungen ertragen können, werden sie sich die zuvor erlebte, befriedigende sexuelle Vereinigung erträumen können und dadurch den technischen Eingriff relativieren. Ängste, Depressionen, negative Emotionen und Stressanfälligkeit vermindern bei Frauen die Fähigkeit, ein Kind zu empfangen, wie mehrere Untersuchungen gezeigt haben.

Eine empirische Studie vergleicht die Erfolgsrate der assistierten Befruchtung von 151 Frauen mit ihrem Gemütszustand, den sie selbst auf Fragebögen beschreiben. Gestresste Frauen, die sich Sorgen um Gesundheit, Arbeit oder Finanzen machen, produzierten 20 Prozent weniger Eizellen als entspannte Frauen und hatten auch 20 Prozent weniger Erfolg bei der Befruchtung. Der Misserfolg stieg sogar auf 30 Prozent Unterschied bei den Frauen, die sich Sorgen um die verpasste Arbeit und die medizinischen Prozeduren der

Fruchtbarkeitsbehandlung machten. Die Präsidentin der US-Gesellschaft für reproduktive Medizin folgert daraus, dass Sorgen eindeutig Stressfaktoren seien und schlägt vor, alle Ängste über Bord zu werfen, um möglichst glücklich und entspannt sein zu können. Damit ist es allerdings nicht getan. Gerade Frauen mit einer latenten Angstbereitschaft und einer geringeren Fähigkeit, Frustrationen zu ertragen, können das negative Realerlebnis einer IVF eben schlechter abfangen.

Die Kinderärztin Michaela Glöckler (2004) schreibt über die IVF Folgendes: »Erotisch ist so ein Anfang bestimmt nicht! In der Liebe gibt es auch nicht nur den Eros! Wenn die technische Seite des Schöpfungsaktes außerhalb des mütterlichen Leibes vollzogen wird, dann ist das sozusagen eine ganz reine, unemotionale Dienstleistung am ›Schöpfungsakt‹. Bei der In-vitro-Zeugung ist das Kind nur vom rein gedanklich-emotionalen Kinderwunsch seiner Eltern umgeben – zwar ohne Erotik und körperliche Liebe, jedoch umso stärker innerlich ersehnt.« (S. 15) Eine »ganz reine, unemotionale Dienstleistung am Schöpfungsakt« soll wohl bedeuten, dass man für diese Zeugung nicht mit dem Genuss eines schönen Geschlechtsakts belohnt wird. Aber diese Dienstleistung sollte uns dennoch Emotionen entlocken – zum Lebenswohl des ersehnten Kindes! Außerdem ist das Verlangen nach einem Kind bei der IVF meiner Erfahrung nach nicht immer »rein« und »stärker innerlich ersehnt«, sondern oft von einer Ambivalenz gekennzeichnet.

Einige Frauen entwickeln in dieser schwierigen Situation der IVF seelische Schutzmechanismen. Die Paare, besonders die Frauen, erleben in ihrem Selbstbild ein Dilemma zwischen einer Fruchtbarkeitsmaschine, die repariert werden muss, und einem ganzheitlichen Menschen mit Gefühlen, Konflikten und Nöten. Doch während der assistierten Befruchtung dominieren rationale Gedanken, von Gefühlen entleert. Sylvias Methode war: »Wegschauen und warten, was passiert. Gefühle stehen nicht zur Debatte, da hat niemand etwas darüber gesagt.« Ulrike sagt: »Man wird ja sozusagen gezwungen, die Gefühle wegzulassen, wo soll man auch mit denen hin? Das ist ja auch ein Schutz! Zu Anfang ist man besessen, wie eine Gier. Aber dann macht man eben einfach weiter!«

Eine andere Patientin identifizierte sich mit der Technik: »Ich selbst wurde zum technischen Vorgang, zu einer Gebärmaschine.« Oder: »Ich habe versucht, nicht darüber nachzudenken und gar nichts zu fühlen. Ich habe alles mechanisch gemacht.« Eine weitere schilderte mir, dass sie dabei ihre Seele an der Garderobe abgebe, weil man dort ihre Grenze überschreite. »Aber«, so klagt sie, »der Abdruck auf meiner Seele bleibt in meiner Intimität.« Eine andere Frau sagt, sie falle »in Todesstarre«, das sei ihr Überlebensmodus, um sich in Gleichmut zu bringen. Eine weitere eröffnete mir, dass sie aus Wut gegen ihren Mann wegen dessen schlechter Spermien zu ihm gesagt habe, das mache sie jetzt mit dem netten Dr. G.! Diese Beobachtungen zeigen deutlich, dass etliche Frauen bei der assistierten Zeugung ihren Körper hinschicken, aber ihre Person draußen lassen. Fehlt eine seelische Begleitung, fühlen sich die Frauen oftmals allein gelassen und unsicher in ihrer weiblichen und mütterlichen Fähigkeit. Schließlich handelt es sich ja hier um das Zeugen der nächsten Generation und nicht um einen beliebigen körperlichen Eingriff.

Viele Frauen schicken bei der assistierten Zeugung ihren Körper hin, aber lassen ihre Seele draußen.

Die IVF-Paare können sich nicht einfach dem Leben überlassen. Sie sind sich der Zeugung eines Kindes viel bewusster und dadurch innerlich angespannter, da sie den »Kampfplatz der Fortpflanzung« oft schon geschädigt betreten. Und sie wissen meistens auch um die größere Möglichkeit des Misslingens, des Verlusts und der Enttäuschung. Bei einer assistierten Befruchtung hat sich das zukünftige Elternpaar im Gegensatz zu einer spontanen Schwangerschaft lange vorher auf dieses Ereignis einzustellen. Viele Dinge müssen hierbei bedacht, geregelt und vorbereitet werden. Besonders die Frau weiß, dass unangenehme, zeit- und energieraubende Ereignisse auf sie warten. Zusätzlich müssen diese Frauen ihre »Befruchtungsaktion« oft in aller Heimlichkeit vornehmen. Familie, Freunde und Arbeitgeber sollen aus verschiedenen Gründen nicht mit einbezogen werden, was eine zusätzliche Belastung darstellt. »Ich schleiche mich dafür wie ein Dieb aus meinem eigenen Haus«, berichtete Alma mir.

Wegschleichen und Verheimlichen erinnert eher an verbotene sexuelle Genüsse während der Jugendzeit. Im Kinderwunschzentrum handelt es sich aber genau um das Gegenteil, nämlich um die oft als gesellschaftliches Manko empfundene Schmach, trotz sexueller Freuden kein Kind zustande zu bringen. Es wird also eine übliche Folge des Geschlechtsakts von den betroffenen Paaren versteckt. In der öffentlichen, vernunftorientierten technischen Zeugung muss der eindeutige sexuelle Charakter von allen Beteiligten verleugnet werden. Die vielen beobachtenden Blicke der Anwesenden werden, wohl unbewusst, Elternfiguren zugeschrieben, die die Sexualität früher verboten haben. Das heiße Verlangen nach einem Kind ist durch diese Zeugungsart nicht nur ausgeschlossen, sondern auch im Inneren der Frau verboten – und dies, obwohl es asexuell erzeugt wurde. Insofern scheint es unbewusst besser zu sein, »wegzuschauen und zu warten, was passiert« oder »die Gefühle wegzulassen«. Man bringt diese Szene möglichst rasch und emotionslos hinter sich.

Eine IVF scheint auch endlos zur Verfügung zu stehen. Jeder neue Versuch stellt ja eine neue Chance dar. Die Sehnsucht kann auf diese Weise zur Sucht werden. Diese Sucht wiederum kann ein schlimmeres Leiden abwehren, wie zum Beispiel Depression oder seelische Schmerzen. Jeder misslungene IVF-Versuch war beispielsweise für Anke ein Weltuntergang. Sofort nach den Fehlschlägen unternahm sie einen neuen Behandlungszyklus, um Trauer und Verzweiflung nicht wahrzunehmen – wie eine Versuchung. Sie habe »Blut geleckt«, wie der Teufel, der sagt: »Versuch es doch! Sonst bist du nicht dabei beim Lotteriespiel.« Sie fühle sich »voll im Sog der Fruchtbarkeitsbehandlung«. Sie glaube, dass sie selbst dazu bereit sein müsse, den Embryo aufzunehmen. Wenn sie total verkrampft sei, empfinde sie die Schleimhaut ihrer Gebärmutter als so angespannt, dass der Embryo wie ein Tischtennisball an ihr abprallen, statt dass sie ihn umschließen würde. Das Ende von IVF-Behandlungen erfordert also immer ein aktives Nein, das von den Paaren leider oft als totales Nein gegen Kinder und nicht gegen diese Methode gewertet wird. Denn: Nach neuesten Untersuchungen werden 17 Prozent der Frauen nach abgeschlossenen ICSI-Behandlungen schwanger. Das Leistungsdenken ist eben dem Kinderkriegen abträglich. Wirkliches Loslassen kann sich lohnen!

Vor den Zeiten der assistierten Befruchtung war die Frage der Nachkommenschaft zum größten Teil einfacher. Hatte man Hormontherapien, Operationen oder Inseminationen hinter sich, musste man sich mit der Kinderlosigkeit abfinden, wenn man nicht adoptieren wollte. Lebenszeit wurde so nicht zur Wartezeit, und man konnte sich rechtzeitig andere Alternativen suchen. Im Gegensatz zur landläufigen Meinung sind kinderlose Paare im Alter nicht unglücklicher als solche, die Kinder haben. Auch ihre Scheidungsrate ist nicht erhöht.

Was passiert während der IVF?

Die assistierte Fortpflanzung teilt sich in zwei von den Frauen völlig unterschiedlich erlebte Phasen auf. Die erste Phase der IVF, die hormonelle Stimulation, erleben die Frauen oft als persönliche Leistung: »Ich war so stolz, als sich herausstellte, dass sich 26 Eizellen gebildet haben, viel mehr als sonst! Für meinen Mann zählt Leistung und Produktivität. Ich habe mich sehr produktiv und leistungsfähig erlebt!« Eine andere: »Ich habe den Ehrgeiz, alles nach Plan zu schaffen. Ich bin belastbar wie in einem Marathonlauf.« Eine weitere meinte: »Ein Kind ist für mich eine Aufgabe, die höher ist als der Eiffelturm in Paris.« Mitunter gefährliche hormonelle Überstimulierungssyndrome werden willkommen geheißen, weil sich dann im Körper etwas tue. Doch oft klagen die Frauen in der Psychotherapie über die große Anstrengung bis hin zu Überforderung und Lustlosigkeit. Im Kinderwunschzentrum selbst aber herrschen Angst und Schweigen, will man doch den rettenden Arzt nicht durch Ängste oder Zweifel in seinem Tun verunsichern, dem Paar ein Kind zu schenken. Eine Patientin äußerte: »Es ist ein Riesenberg, als ob ich mit einer Schaufel den Mount Everest abtragen muss. Man bekommt eine Belohnung, wenn man gut war, sonst kriegt man nichts! Es ist eben kein Geschenk, für das man sich einfach bedanken kann.«

Nach der Punktion der Follikel werden die Eizellen in einer Nährlösung in der Petrischale mit den Spermien vereint. Hier wird beiden die im ersten Kapitel beschriebene gefährliche Reise durch die Scheide, Gebärmutter und Eileiter erspart. Sie dürfen sich bei einer IVF auf natürliche Weise miteinander verbinden. Lediglich bei der ICSI (siehe Glossar) wählt der Biologe ein Spermium aus, das er mit Hilfe einer Lasersonde in die Eizelle einführt. Der technische Befruchtungsakt als solcher geschieht außerhalb des Mutterleibes, sichtbar und damit »entborgen«.

Am Tag der Rückführung des Embryos – dem Embryotransfer – gelangt dieser endlich in die warme Gebärmutter, seine Heimat, der einzig mögliche warme, geschützte Platz für seine weitere Entwicklung. Ab jetzt gleicht die Schwangerschaft biologisch einer spontan entstandenen. Aber keineswegs für das seelische Erleben der betroffenen Frau! Für sie folgt nun die zweite, seelisch belastendere Phase: das große Warten. Sie weiß, dass sie nun ihr potenzielles Kind in ihrer Gebärmutter trägt. Und nun fühlt sie sich passiv dem ihr unheimlichen Geschehen ausgeliefert. Anstatt guter Hoffnung zu sein, verfallen diese Mütter in spe oft in ein ungeduldiges, ängstliches oder aggressiv-erregtes Warten und in eine große Angst, manchmal sogar Panik. Frauen, die spontan empfangen haben, können in dieser Zeit von einer lustvoll erlebten Intimität mit hoffentlich gutem Ausgang träumen, verbringen also eine qualitativ reiche Wartezeit.

Die IVF-Frauen dagegen, die sich nur auf einen technischen Befruchtungsakt beziehen können, erleben das Warten oft als eine rein quantitative Zeit, in der es nur um das angstvolle Zählen der bis zum Schwangerschaftstest noch verbliebenen Tage geht.

Gleichzeitig entwickeln sie eine Überbewusstheit für alle Körperregungen und quälen sich mit der Sorge, die ihnen anvertrauten Embryonen wieder zu verlieren, als Frau nicht zu genügen und ihren Wunsch nach einem Kind trotz der ungeheuren Anstrengungen nicht erfüllt zu bekommen. Dann wären sie erneuten Kränkungen und seelischen Verletzungen ausgesetzt und müssen diese ganze Prozedur ein weiteres Mal durchlaufen. Einige Frauen fühlen sich bei negativem Ausgang sogar als Mörderin oder Engelmacherin. Sie haben die schuldbesetzten Fantasien, ihre zukünftigen Kinder durch das Nicht-Annehmen getötet zu haben. Solche Frauen müssen ständig ihren Körper fragen, ob es geklappt hat, ob er ein Zeichen gibt. Sie beobachten ihn vom ersten Tag an, obwohl sie wissen, dass es keine Zeichen gibt.

Für einige Frauen ist die IVF wie ein Befehl, funktionieren zu müssen. Dieser kann in ihnen eine Art Wettbewerb hervorrufen, die Erfüllungsnot, gut und erfolgreich, ja perfekt sein zu müssen. Dies aber sind männliche Identifikationen, die mit Perfektionismus verbunden sind. Zum Mutter-werden-Wollen bräuchten wir jedoch gerade *weibliche* Fähigkeiten und Eigenschaften. Hier einige Gegenbeispiele: »Für kein anderes Projekt hätten wir so viel geopfert wie für die Kinderwunsch-Behandlung.« Oder: »Als das Projekt nicht gleich klappte, war ich voll im Muster meiner Mutter, und es musste intensiver betreut werden. Auf dem Weg habe ich viel

Leid, Enttäuschung und Traurigkeit erlebt. Rückentwicklung hat mein Mann das genannt. Da sitzt jetzt ein dicker, fetter Kinderwunsch und will gefüttert werden.« Dies beschreibt eine schier unmögliche Leistung vergleichbar einem Kuckuckskind im fremden Nest, das sich immer weiter ausbreitet. Dadurch sterben die anderen kleinen Singvögel – bei meiner Patientin waren es alle ihre Interessen und ihre Lebensfreude.

Eine andere Frau berichtete mir: »Im Prinzip sind alle Frauen der Reproduktionsklinik Konkurrentinnen, da nur 25 Prozent es schaffen. Und je mehr andere es schaffen, desto geringer ist die Aussicht für mich selbst. Der Leistungsdruck ist unerträglich.« Bei den IVF-Frauen erlebe ich vor allem zwei Eigenheiten: die Forderung nach Perfektionismus und den Wunsch nach Kontrolle, die aber leider eine Illusion ist. Karin hätte am liebsten alles bis zum Abitur des noch nicht gezeugten Kindes im Voraus geplant. Über das Für und Wider des Kinderkriegens könnte sie vom Kopf her spontan eine Doktorarbeit schreiben.

Perfektion und Wunsch nach Kontrolle sind eine Illusion.

Meine Patientin Sylvia hat die bei der assistierten Befruchtung vorhandene Zweiteilung in Technik und Biologie in ein wundervolles, treffendes Traumbild gefasst. Sie träumt, dass sie mit ihrem Mann in einer riesigen, mehrere hundert Meter hohen weißen Halle steht. Diese ist technisch sehr beeindruckend. Dann fahren sie mit einem Aufzug, der sich zeitweilig gefährlich nach vorn neigt, nach oben. Sie schaffen es und kommen auf eine wunderbare Dachterrasse. Diese ist mit schönem grünem Gras und riesigen alten Eichenbäumen bewachsen. Sie wundert sich sehr, wie die großen Bäume hier oben auf das Flachdach gelangen. Ein Mann spielt Golf, und die kleinen weißen Golfbälle drohen vom Dach herunterzufallen, da es weder einen Rand noch einen Zaun gibt. Während sie am Boden rollen, beginnt Sylvia, sie mit ihren Händen festzuhalten, um sie vor dem Hinabfallen zu bewahren.

Dieser Traum zeigt symbolhaft das bei der IVF nötige Zusammenspiel von medizinischen Verfahren und biologischen Fähigkeiten sowie den intensiven Wunsch, auch etwas Natürliches zu erleben. Unten, im Unterleib, findet die technische IVF statt – formvollendet, bewundernswert, ein riesiges Gebäude voller Wissen und Forschung. Bei der assistierten Befruchtung kann sich die Natur nur auf der Technik aufbauen. In diesem Fall ist das Sylvias Körper, »den man ja immer noch für eine Schwangerschaft braucht«. Gleichzeitig symbolisiert die Dachterrasse oben auch ihren Kopf, der die Technik in das Seelenleben übersetzen muss, um für eine Schwangerschaft gerüstet und bereit zu sein – und zwar für einen aufmerksamen und schützenden Umgang mit sich selbst *und* dem Embryo. Sylvia bemüht sich ja im Traum aktiv um die Rettung und das Festhalten der kleinen weißen Golfbälle – ein Symbol für ihre Eizellen –, die ohne Sorgfalt und Schutz hinunter- bzw. hinauszufallen drohen. Eine natürliche Umgebung, die die Technik relativiert, bietet übrigens ebenfalls das therapeutische Gespräch. Denn diese Arbeit findet ja auch oben im Kopf, dem Dach des Körpers, statt.

Ebenso zeigt ein Brief meiner Patientin Ruth, wie sehr die Technik die Gefühle durcheinanderwirbeln kann: »Die Behandlung selbst finde ich schrecklich. Es gibt nichts Unnatürlicheres. Man tut seinem Körper ja das Gegenteil an. Wenn ich ein Kind möchte, würde ich mich pflegen, gut ernähren usw. Jetzt muss ich mich mit Tabletten und Spritzen hochjubeln. Man verliert das Gefühl zu seinem Körper. Das

Entnehmen der Eizelle, das Befruchten. Das erste Mal dachte ich ganz fest an unsere beiden Zellen, wie sie dort allein im kalten Labor hilflos liegen. Beim Einsetzen fühlte ich mich wie eine Legehenne, die etwas ausbrüten musste. Das Ei eingesetzt, jetzt musst du darauf aufpassen! Hätte man mir ein Tier gegeben, wüsste ich, wie man es versorgt. Aber wie man eine Eizelle behüten soll, weiß ich nicht! Ab jetzt denke ich immer dran. Ich schone mich in meiner Arbeit, in der Freizeit und im Geiste. Man hat keinen Sex, er könnte es ja verletzen.

Die Blutung kommt. Ich habe das Blut gesehen und rede mir auch noch ein, das Kind ist noch in mir, und muss es doch endlich glauben: Mein Bauch ist leer. Die Enttäuschung ist groß. Ich fühle mich im Nachhinein wie ein Statist in einem Spiel. Ich fühle mich wie ein gedemütigtes Nichts. Ich weine über mich selbst und hasse es, so zu sein. Jeder Behandlungstermin erscheint mir wie eine Prüfung, bestehe ich nicht, war ich faul, schlecht und bin selbst dran schuld.« Bei ihrer dritten IVF hat Ruth, begleitet von Gesprächen bei mir, einen gesunden Sohn geboren.

Leib und Seele eingefroren

Bei der assistierten Zeugung ist nicht nur das eigene Begehren erfroren, eingefroren sind auch die Embryonen bei minus 180 Grad Celsius – fern dem Mutterkörper im Stickstoffbehälter gelagert, der sozusagen als vorübergehende Leihmutter fungiert. Dies wirft für einige Paare viele ethische und religiöse Fragen auf.

Eine meiner Patientinnen, Angela, quälte sich lange mit der Sorge, ob sie ein Kind auf diese Weise »zum Leben zwinge« oder ob sie nicht durch die Technik den eigenen Willen gegen Gottes Willen durchsetze. Der zu Rate gezogene katholische Priester konnte ihre Gedanken rasch zerstreuen mit der hintergründigen Frage: »Woher willst du denn wissen, was Gottes Wille ist?« Ein eingefrorenes IVF-Kind sei für sie auch nicht gerade ein Öko-Vorzeigekind, sagte sie und fragte sich: Welches Trauma gebe ich dem Kind mit auf den Weg? Wie wird es später seine Zeugungsart verkraften? Wird ein solches Kind anders als die anderen, künstlicher, unheimlicher? Ist es die Wiedergeburt des Karmas, sein Weg, seine Wahl? Braucht es die Technik, um ins Leben zu kommen? Sie meinte, ein tiefgefrorenes Kind zeige ja zwei Seiten der Medaille: Es ist zwar künstlich, aber es spricht doch für seine eigene Stärke sowie für den großen Wunsch und die Freude seiner Eltern.

Ethische und religiöse Bedenken treten auch auf, wenn es gilt, die restlichen tiefgefrorenen Embryonen zu entsorgen, zu vernichten, weil der Kinderwunsch entweder erfüllt oder abgeschlossen ist. Meine Patientin Erika gab diese zusammen mit ihrem Mann in einen Fluss und damit der Natur zurück, deren Teil sie ja sind. Und was bedeutet es für Paare, zu wissen, dass sie noch tiefgefrorene Embryonen haben, deren Zellzeit fast Null ist, die also nicht altern wie wir, sondern in einem Zustand zwischen Leben und Tod verharren, bis sie aus ihrem künstlichen Winterschlaf erweckt werden? Wahrscheinlich wird es sie beruhigen, potenzielle Kinder auf Vorrat zu haben. Allein durch den Kunstgriff der Technik, die Keimzellen (und somit die

Embryonen altern nicht – was bedeutet das für Paare?

Nachkommenschaft) außerhalb des Mutterleibes durch eine reale Veränderung von Raum und Zeit dem Diktat von Vergänglichkeit zu entziehen, entstehen völlig neue Perspektiven. Die Embryonen können Jahrzehnte überdauern. Die Eltern altern, während ihre potenziellen Kinder beinahe zeitlos sind. Deswegen könnten zunehmend Paare von dieser Technik Gebrauch machen, die ihre Kinder zwar in einem späteren Alter bekommen möchten, aber sichergehen wollen, dass ihre Sprösslinge genetisch gesund sind.

Und was bedeutet diese Tatsache des Einfrierens für die Familien und deren schon geborene Kinder? Der Kindertherapeut Karlton Terry (2004) hat in seinen Therapien erfahren, dass auch eine Beziehung zwischen IVF-Kindern und den tiefgefrorenen Embryonen, also ihren potenziellen Geschwistern, existiert. Ein viereinhalbjähriges IVF-Zwillingskind war über einen Traum sehr beunruhigt und antwortete auf Nachfragen seiner Mutter: »Wir müssen etwas für meine Brüder und Schwestern tun. Ich habe fünf Brüder und drei Schwestern. Meine anderen Brüder und Schwestern frieren. Sie sind in einer Höhle im Schnee und weinen. Wir müssen etwas für sie tun.« Die Mutter erklärte dem Therapeuten, dass noch sieben eingefrorene Embryonen existieren, sodass die Zahl acht, ihren Zwilling mitgerechnet, stimme. Terry bezeichnet dieses Phänomen als Beziehung der IVF-Kinder zu ihren »nicht gegenwärtigen« Brüdern und Schwestern. Er lässt aber offen, auf welche Weise diese innere unbewusste Verbindung geschieht.

Meines Erachtens könnte es der vorbewusste Schrecken der Eltern sein, einige von ihren »Kindern« auf Eis gelegt zu haben und sie vermutlich der Vernichtung anheimzugeben. Da die Eltern oft keine weiteren Kinder wünschen, sich aber wegen des Schicksals der überzähligen Embryonen in einem erheblichen inneren Kampf befinden, drückt die Besorgnis dieses IVF-Kindes wohl ein verdrängtes tiefes Schuldgefühl der Eltern aus, mit dem sich die Kinder identifizieren.

Wir haben für diese vielen neuen, ungeklärten und überwältigenden Fragen keine Antworten. Zu neu sind die technischen Errungenschaften und Möglichkeiten, die sich eröffnen. Wir brauchen Zeit und Geduld, damit sich unser Geist und unsere Seele auf all diese neuen Gefühlssituationen einstellen können. Aber wir brauchen auch doppelte emotionale Sorgfalt für die auf diese Weise entstandenen Embryonen, um ihre Lebensenergie zu wecken.

Welcher Gemütszustand wäre denn für das Entstehen einer Schwangerschaft vorteilhaft? Meiner Ansicht nach ist eine Haltung von freudiger Hingabe, von Geschehenlassen, Sich-zur-Verfügung-Stellen ohne angstvolle Erinnerung oder zwanghaftes Wollen günstig. Ängste, Niedergeschlagenheit und Zweifel erschweren es dem Embryo, sich in der Gebärmutterschleimhaut anzusiedeln. Wegen ihrer ungeheuren seelischen Anspannung meinte eine meiner Patientinnen, die 16 Frühaborte erlitten hatte, man müsse sie bis zur Geburt in Narkose versetzen, sollte sie ein lebendiges Kind zur Welt bringen. Zunehmend wurde mir bewusst, dass in den Kinderwunschzentren bei der assistierten Zeugung anstelle des emotionalen Wegschauens die liebende Anerkennung des Embryos von größter Wichtigkeit ist! Denn in der Not und der Anspannung, in der sich solche Paare befinden, fällt es einer Frau sehr schwer, die notwendige Ruhe und Gelassenheit aufzubringen, um ein Baby in ihrem Bauch mütterlich zu empfangen. Ich selbst sehe meine Aufgabe darin, mit diesen Frauen den Weg aus der Erfolgsbedrängnis heraus zu einer freudvollen kreativen Eigenleistung zu gehen.

In Liebe erwarten

Zwar geschieht die Befruchtung bei der IVF im Labor auf natürliche Weise und nur bei der ICSI wird sie künstlich von Menschenhand eingeleitet. Aber dennoch ist der Embryo das Produkt eines langen und komplizierten Arbeitsvorgangs. Ein Produkt der Re-Produktionsmedizin ist zunächst noch kein menschliches Subjekt, sondern ein Objekt der Technik. Ein solcher Embryo muss sich also seinen Subjektcharakter erst erobern. Dies geschieht in wunderbarer Weise durch das Begehren seiner Mutter. Nach der Rückführung in den mütterlichen Leib ist die ärztliche Kunst, das Zusammentreffen von Sichtbarmachen und Bewusstsein, zu Ende. In dem Moment, in welchem der Embryo seiner Mutter anvertraut wird, ist er verborgen.

Jetzt beginnt das Geheimnis des Lebens, ein Platz, der unserer Kontrolle entzogen ist. Der Embryo wechselt also von einer sterilen, entindividualisierten technischen Welt in den warmen Körper seiner auf ihn bezogenen Mutter. Damit ist er ihren bewussten und unbewussten Reaktionen und seinem Schicksal preisgegeben. Doch hoffentlich kann er durch ihre annehmende Liebe Teil ihres Körpers und ihrer Seele werden, was als Einziges sein Überleben sichert. Die Mutter muss also diesen neuen biologischen Prozess als Teil ihres Selbst adoptieren. Ich habe dies »einlieben« genannt. Solches geschieht im Mutter-Embryo-Dialog, beim liebenden Sich-Einlassen mit dem potenziellen Kind.

Der Mutter-Embryo-Dialog soll der Frau dazu verhelfen, wieder eine menschliche anstelle einer technischen Welt in sich aufzurichten, sich körperlich und seelisch zu entspannen und durch Kontakt und Sprache vertrauensvolle bekannte Brücken zu schlagen. Die zukünftige Mutter erhöht in einer freudigen Erwartungshaltung nicht nur ihre Chancen für ein Baby, sondern sie heilt auch etwas in sich selbst, was durch die Technik vorübergehend zerbrochen ist. Es ist für die Frau eine befreiende Möglichkeit, der eingefrorenen lieblosen Passivität zu entkommen, sich an der technischen Zeugung aktiv zu beteiligen sowie ihre eigene Kompetenz und ihr lustvolles kreatives Zeugungs- und Beziehungsbegehren wieder zu fühlen. Sie investiert dabei nicht nur in den Embryo, sondern immer auch in sich selbst.

Der Dialog mit dem Kind schlägt eine Brücke zwischen technischer Welt und liebevoller Erwartung.

So schreibt Anke ihrem Embryo sofort, als sie ihn auf dem Bildschirm sieht, Lebenskraft und Lebensstärke zu, »weil er so gesunde, kräftige Zellen hat. Jemand, der das ganze Tamtam überlebt hat, auch das Einfrieren, hat biologisch gute Startchancen.« Und Anja sagt: »Ich bin auch manchmal ein Embryo, und das fühlt sich so wohl an, das tut mir immer sehr gut!« Elke: »Wenn da ein Leben, ein Wille, ein Wunder, ein Mensch ist, dann geht es auch weiter!«

Im alt- sowie im neugriechischen Sprachgebrauch bedeutet das Wort *tokos* bzw. das Verb *tiktein* gleichzeitig Zeugung, Schwangerschaft und Gebären. In unserer Zeit aber wird durch Wissenschaft und Technik die Zeugung und die Geburt eines Menschen in viele Schritte aufgespalten, die Elternschaft pulverisiert und die Mutterschaft zerstückelt. Um ein Kind zu bekommen, helfen sich die Menschen vielfach mit Teillösungen: Einige Schritte werden außerhalb des eigenen Körpers »erledigt«. War es bis vor kurzem noch eindeutig, wer die Mutter ist, gibt es inzwischen sieben Arten von möglicher Mutterschaft: die genetisch-biologisch-soziale Mutter, die genetisch-soziale, die biologisch-soziale, die genetisch-biologische und die alleinige genetische, biologische oder soziale Mutterschaft. Das »eigene« Kind kann also die Eizelle einer anderen Frau besitzen, im Reagenzglas gezeugt und in einer anderen Frau ausgetragen werden.

Der Gesetzgeber hat aber an der alten Regel festgehalten: Die biologische Mutter ist diejenige, die das Kind zur Welt bringt, denn nur das ist mit Sicherheit nachzuweisen. Doch seitens der Biologie ist das »wahre« Kind dasjenige, das aus der Vereinigung der männlichen und weiblichen Keimzellen stammt, und das sich in der Gebärmutter derselben Frau bis zur Geburt entwickelt – und zwar unabhängig von einem möglichen künstlichen Entstehungsort in der »Retorte«.

Einem »weniger wahren« Kind fehlt eines dieser Kennzeichen, weil eine Einzelheit eines späteren sozialen und psychologischen Elternteils während einer oder mehreren Phasen dieses Entstehungsprozesses von einer anderen Person ersetzt wurde. Der direkte zwischenmenschliche Austausch zweier menschlicher Körper scheint bei dem Zeugungsakt durch Teile oder Produkte von Geschlechtsorganen (Spermien, Eizelle, Gebärmutter) ersetzt zu werden, unabhängig vom jeweiligen Körper des Individuums (Amati-Mehler, 2006, S. 38). Fantasien über einen männlichen Spender, den »wahren« Vater, werden die reale Eltern-Kind-Beziehung tief beeinflussen. Eizellspenden erscheinen der Frau dagegen natürlicher, weil sie diese, ohne auch nur in Gedanken in ihrer Ehe fremdzugehen, als ein Geschenk einer anderen mütterlichen Frau verstehen kann.

Die technische Medizin hat inzwischen vielen Menschen das Glück gebracht, ein Kind zu bekommen. Wie bei allen Eltern ist natürlich auch bei ihnen nicht ausgeschlossen, dass Elternschaft Leiden bedeuten kann. Die IVF ihrerseits verursacht jedoch auch neue Leiden, häufig vorübergehender Natur. Sie ist nicht nur ein das Selbstgefühl kränkendes, entbehrungsreiches und schmerzhaftes, sondern auch ein zeitraubendes, teures und bis jetzt nicht ausreichend vom Staat finanziertes Unterfangen. Eine Frau, die sich zur assistierten Befruchtung entschließt, akzeptiert bewusst diese entfremdete, unlustvolle Zeugung, weil sie unbedingt ein Kind haben möchte. Während der Zeit der IVF unternimmt sie eine große seelische Anstrengung, um sich aufrecht zu halten und an die Erfüllung ihres Wunsches zu glauben. Dabei legt sie ihren Wunsch in den Arzt hinein, er könne Wunder vollbringen und ihr das ersehnte Kind als Erlösung und Anerkennung der großen Mühen magisch in den Schoß legen. Sie übersieht oft aber ihre eigene Aufgabe und Fähigkeit, das medizinische Instrument zu verwandeln und dem Embryo durch das »Einlieben« Geist und Seele zu geben.

Wenn wir den Ablauf im Kinderwunschzentrum betrachten, wissen wir, dass das Einsetzen des Embryos trotz aller Freude einen Moment der Verletzung bedeutet. Es lohnt sich deshalb, das Paar – besonders die Frau – darauf vorzubereiten, um diesem Augenblick mit kreativer Imagination zu begegnen und augenblicklich einen Dialog mit dem Embryo zu beginnen.

Katja bestätigte mir diese neue Erfahrung, nachdem sie durch eine IVF mit begleitendem Mutter-Embryo-Dialog ihr Kind beim dritten Versuch bekommen hat: »Ich habe dieses Mal versucht, das Technische durch Bilder und Visionen zu vermenschlichen. Während des Transfers kam es mir vom Gefühl her so vor, als wäre ich mit meinem Mann zusammen. Ich glaube, dass es auch wichtig war, mir Zeit zu lassen, um meine Gebärmutter visuell für eine Schwangerschaft bereitzumachen. Die ersten Male hatte der Arzt gesagt: ›Nach der Qualität Ihrer Embryonen müssen Sie jetzt schwanger werden‹. Aber das ist eben nicht alles. Bisher hatte ich die Hoffnung nicht so hochschrauben wollen, ich hatte immer gleich Alternativen im Kopf. Ich war ja auch völlig unvorbereitet auf das, was auf mich zukam. Da kam man erst in das eine Zimmer, dann in das nächste zum Transfer und hat es über sich ergehen lassen.«

Jetzt ist Katja glücklich über den gemeinsamen Lebensweg zu dritt.

3

Zwiesprache mit dem Embryo von Anfang an

Die Schwangerschaft muss endlich als ein Geschehen des ganzen Leibes, bestehend aus Körper, Geist und Seele, anerkannt werden. Doch diese Einstellung wurde der schwangeren Frau jahrhundertelang verwehrt. Kluge Frauen wussten wahrscheinlich von jeher intuitiv, wie gut es tut, sich dem Kind in ihrem Leib liebevoll und freudig zuzuwenden. Dies ist nicht nur hilfreich für das Baby, was sich an direkten Rückmeldungen, wie zum Beispiel seinen Bewegungen oder seinem Stillwerden zeigt, sondern auch für die werdende Mutter. Sie fühlt sich dadurch selbst heiter und gelöst, was wiederum das körperliche Umfeld für das Ungeborene günstig beeinflusst. Wie im späteren Leben zeigt sich bereits in der vorgeburtlichen Zeit, dass unser geistiges Wesen beziehungsorientiert ist und nicht primär auf uns selbst eingestellt existiert, wie neue Studien belegt haben. Ähnliches sagt auch der englische Kinderpsychoanalytiker B.W. Winnicott eindeutig mit seiner Beobachtung, dass es so etwas wie ein Baby nicht gibt, sondern dass es sich immer nur um eine Mutter-

Kind-Einheit handelt. Das Baby ist also nicht nur das, was das Baby ist, sondern auch das, was die Mutter in das Baby hineinlegt, was sie über das Baby denkt, fühlt und fantasiert. Die Beziehungslust ist der wichtigste Bestandteil menschlichen Zusammenseins von der Zeugung bis zum Lebensende.

Diese Auslegung von Schwangerschaft beginnt sich heute im Bewusstsein von Männern und Frauen durchzusetzen. Die Fähigkeit, Kinder zu empfangen, zu tragen, zu gebären und zu stillen wurde früher eher als minderwertig gegenüber der Männerarbeit angesehen und als Grund dafür angeführt, dass Frauen das schwache, abhängige und schutzbedürftige Geschlecht bleiben müssten. Lange Zeit haben Frauen für eine Gleichberechtigung, Unabhängigkeit und Gleichwertigkeit gekämpft, wie die italienische Psychoanalytikerin Silvia Vegetti Finzi (1992) darlegt.

Die alten Griechen beispielsweise, insbesondere Aristoteles (384 – 322 v.Chr.) und Platon (427 – 347 v.Chr.) wiesen der Frau eine untergeordnete Stelle im sozialen und geistigen Leben zu. Platon betonte, dass die Zeugung von Körpern und die von Ideen nichts miteinander zu tun hätten. Aristoteles rechtfertigte die gesellschaftlich untergeordnete Stellung der Frauen mit dem unterschiedlichen Beitrag zur Zeugung von Mann und Frau. Dem Mann weist er die hauptsächliche Zeugungsmacht zu, die weibliche Zeugungsmacht wurde aus der herrschenden Mythologie und Wissenschaft verdrängt. Seitdem ist diese für lange Zeit unvorstellbar geworden. Der Körper der Frau sei nur passiv und »ein bloßes Werkzeug der Fortpflanzung, der das ihm eingepflanzte Leben in sich aufnimmt und wachsen lässt«. Er vergleicht den weiblichen Körper »mit einem Feld, einer Furche im Erdreich, einem Ofen, Stein und nimmt ihm damit jede autonome Bedeutung«. (Vegetti Finzi, S. 127) In Niederbayern wird eine unfruchtbare Frau heute noch als »kaltes Backrohr« bezeichnet. Auch einige meiner Patientinnen träumten von einem im Ofen gebackenen Brot oder einem Gericht, kurz bevor sie endlich schwanger wurden.

Interessanterweise ist die Gebärmutter in den philosophischen und medizinischen Schriften des Altertums das einzige Organ, das man sich als belebt und beweglich vorstellte. Der altgriechische Arzt Hippokrates hat ihr im 5. vorchristlichen Jahrhundert ein Eigenleben zugesprochen. Er sprach vom absonderlichen Frauenkörper, der ein Organ enthält, das gleich einem wilden Tier in ihm herumstreift. Die Gebärmutter ist ein nach Kindererzeugung gieriges Tier, schreibt Platon. Bleibt dasselbe lange Zeit unfruchtbar, so erzürnt es sich, durchzieht den ganzen Körper, verstopft die Luftwege, hemmt die Atmung und drängt auf diese Weise den gesamten Körper in die größten Gefahren und erzeugt allerlei Krankheiten. Das Tier, das glühend nach Kindern verlangt, müsse also regelmäßig mit Sperma »gefüttert« werden.

Die Menstruation geschieht nach dieser Theorie durch den Abfluss von überschüssigem Blut im Frauenkörper, weswegen die Gebärmutter als einziges warmes Organ der Frau galt. Bei Ausbleiben der Menstruation, also bei ungenügender Versorgung der Gebärmutter durch Flüssigkeit, überhitzt sie sich und geht auf die Suche nach Feuchtigkeit, zum Beispiel zur Leber, einem feuchten Organ – so Hippokrates. Man schrieb der Gebärmutter auch einen eigenen Geruchssinn zu. So empfahl der Arzt, bei einer Gebärmuttersenkung die Frau von unten mit unangenehmen Gerüchen zu behandeln, ihr gleichzeitig aber wohlriechende Essenzen unter die Nase zu halten, um die Gebärmutter von unten wieder nach oben an ihren angestammten Platz zu locken. (Rundfunk-Sendung des BR 2 vom 7. 12. 2008 »Die wandernde Gebärmutter«.) Nur nebenbei sei angemerkt, dass zwar nicht die Gebärmutter, aber die Spermien über Riechrezeptoren verfügen und einer Spur von Maiglöckchenduft auf dem Weg zur Eizelle folgen. Dies wurde kürzlich auf dem Forschungsgebiet der Chemosensorik entdeckt.

Der Auffassung der alten Griechen widersprechen die Mystikerinnen, insbesondere die Äbtissin Hildegard von Bingen im 12. Jahrhundert: »Die Lust der Frau ist wie das Licht der Sonne, das sich sanft, gleichmäßig und lieblich über die Erde verbreitet, sie erwärmt und fruchtbar macht. Würde es stärker brennen, es würde mit seinen heißen Strahlen die Früchte verbrennen, anstatt sie reifen zu lassen. Auf die gleiche Weise besitzt die Liebeslust der Frau eine sanfte, freundliche und beständige Kraft, die es ihr ermöglicht, das Kind in ihrem Leib zu empfangen und wachsen zu lassen.« (Vegetti Finzi, S. 213). Nach ihr wird hier die Mutter nicht mehr als ein Behältnis dargestellt, sondern besitzt eine eigene weibliche Kraft, vergleichbar der Liebeslust, die den Embryo zeugt und formt. Sie betont die geheimnisvolle Übereinstimmung der Lebensvorgänge von Mutter und Kind, die synchron verlaufen und dadurch das Kind entscheidend prägen.

EEG Untersuchungen zeigen, dass Mutter und Fötus gemeinsam schlafen und träumen. Verhaltensrhythmen von beiden werden spontan koordiniert. Das ist das Wesen allen sozialen Verhaltens. Im mütterlichen Körper läuft eben nicht lediglich ein von ihrer Person unabhängiger organischer Prozess beim Kind ab, sondern die Mutter kann vielmehr das Ungeborene – und ich meine damit bereits den Embryo – durch ihre Fantasien und Empfindungen beeinflussen.

Mutter und Kind sind eine Einheit

Für diese Erkenntnisse wurde zunächst die Überwindung des naturwissenschaftlich-mechanistischen Körpermodells der Organmedizin notwendig. Zur Zeit der großen biologisch-medizinischen Entdeckungen der Naturwissenschaft wurden Geist, Gefühle und Fantasien vom Körper abgetrennt und für abergläubisch, primitiv, unwissenschaftlich oder unbedeutend gehalten. Doch Sigmund Freud brachte vor hundert Jahren eine revolutionäre Umkehr. Die Trennung zwischen Körper und Seele ist nun nicht mehr ideologisch radikal, sondern man beginnt ihre Verflochtenheit wieder wahrzunehmen. Und die feministische Frauenbewegung hat in den 1970er- und 1980er-Jahren darum gekämpft, den weiblichen Aufgabenbereich des Kinderkriegens und der Haushaltsarbeit nicht mehr als reproduktive, sondern als produktive Arbeit anzuerkennen, vergleichbar der männlichen produktiven Arbeitskraft.

Ebenfalls in den 1970er- und 1980er-Jahren wurde die Wissenschaft von den Grundlagen unserer Gefühlswelt als »Wissenschaft der Affektivität« erschlossen. Abgeleitet von dem griechischen Wort *Haptik*, das die Gesamtheit der Tastwahrnehmungen bedeutet, wurde sie *Haptonomie* genannt. Dieses therapeutische Vorgehen will mit einem anderen Menschen durch Berührung in Verbindung treten, um ihn in seiner Existenz zu bestärken, zu bestätigen, um Ganzheit zu vermitteln oder ihm zur Heilung zu verhelfen. Die Haptonomie erkannte demnach, wie wichtig Berührung auch therapeutisch ist, geht aber darüber hinaus: Der psychotaktile Kontakt appelliert an den »ganzheitlichen Lebensentwurf« eines Menschen und regt ihn dazu an, seine eigenen Möglichkeiten, Begabungen und Fähigkeiten in seinen mitmenschlichen Beziehungen zu verwirklichen. Die Haptonomie-Gründer waren der Holländer Frans Veldmann und der Franzose Bernard This.

Für das Ungeborene hat die Haptonomie zum Ziel, ihm eine Bestätigung des seelischen Kontakts zu geben, damit es ein grundlegendes Sicherheitsgefühl aufbauen kann. Durch die Berührung des schwangeren Bauches kann die Mutter sich zum Kind hin öffnen und ihm ohne Worte Geborgenheit vermitteln. Eine haptonomische Eltern-Kind-Begleitung kann bei Störungen der Schwangerschaft, unter anderem beim Schwangerschaftserbrechen, günstig sein. Dadurch wird dem Baby bereits lange vor seiner Geburt ein Gefühl von Einzigartigkeit vermittelt, aus dem heraus sich sein Selbst entwickeln kann. Die Haptonomie ist eine Vorbereitung zum Empfang des Kindes bei der Geburt, nachdem ihm bereits im Mutterleib ein guter Ort der Geborgenheit und der körperlichen und seelischen Entwicklung geschaffen wurde. Mit der notwendigen Einbeziehung des Vaters in der Haptonomie wird auch diesem von Anfang an ein wichtiger Platz in der emotionalen Dreiecksbeziehung Vater-Mutter-Kind zugewiesen. Der Vater ist der äußere Anker in der Welt von Mutter und Kind und bietet ihnen eine gefühlsmäßige Heimat.

Die Haptonomie hat gewisse Ähnlichkeiten mit dem Mutter-Embryo-Dialog, ist aber von ihrem Vorsatz her mehr eine Bestätigung als ein Dialog, in welchem auch das ungeborene Kind bzw. der Embryo gehört und berücksichtigt wird. Zum anderen beachtet diese Methode die Möglichkeit und Heilung eines vorgeburtlichen oder geburtlichen Traumas nicht ausreichend.

Genau hier setzt die Bindungsanalyse an – das psychoanalytisch angeleitete Gespräch zwischen der Mutter und ihrem ungeborenen Kind. Es wurde von den ungarischen Psychoanalytikern Hidas und Raffai entwickelt und Anfang dieses Jahrhundertes veröffentlicht. In ihrem Buch *Nabelschnur der Seele* (2006) finden wir alle neueren Forschungsergebnisse über das vorgeburtliche Leben sowie die Beschreibung über dessen Gestaltungsmöglichkeiten durch die werdende Mutter. Die von ihnen entdeckte Bindungsanalyse ist eine neue Methode zur Förderung der vorgeburtlichen Beziehung zwischen Mutter und Kind, die sie im geschützten Raum einer therapeutischen Beziehungssituation intensivieren kann.

Der Dialog zwischen beiden findet in einem tagtraumähnlichen Zustand der Mutter statt, in welchem sie sich dafür öffnet, alle von ihrem Fötus kommenden Mitteilungen in Form von Bildern, Gedanken usw. auf ihrem inneren »Bildschirm« zu empfangen. Die Mutter ihrerseits kann das Baby über ihre eigenen Gefühle, Gedanken und Erlebnisse informieren. Da die Mutter und das ungeborene Kind im Allgemeinen unbewusst miteinander kommunizieren, kann durch diese Methode wichtiges Erleben bewusst und dem Ungeborenen zugänglich gemacht werden. Dadurch tritt eine bisher unbekannte Dimension auf, ein neuer Kanal, durch den die Mutter sogar das Wesen ihres Babys erfahren kann, was sich nach der Geburt bestätigen lässt. Nach Hidas und Raffai nimmt der Fötus zunächst Kenntnis von sich selbst aufgrund des Bildes, das sich im Bewusstsein der Mutter von ihm entwickelt. Vom Kontakt zur Bindung ist es den beiden Autoren zufolge ein langer Weg, der systematische ausdauernde Arbeit erfordert – aber eine sehr lohnende

Der Austausch zwischen Mutter und Baby findet auf dem »inneren Bildschirm« statt.

Aufgabe. Vor allem jedoch vermindert die Bindungsanalyse die Gefahr von Schwangerschaftskomplikationen. Mit ihrer Hilfe konnten die ungarischen Psychoanalytiker die Frühgeburtsrate fast auf Null senken. Außerdem kommen die mit einem Dialog betreuten Babys leichter zur Welt und finden sich auf dieser auch rascher und selbstbewusster zurecht.

Wie der Psychoanalytiker Ludwig Janus in seinem Vorwort zu diesem Buch betont, waren »die erschütternden Beobachtungen lebenslanger Folgen früher Beziehungsbeeinträchtigungen ein wesentlicher Impuls für die beiden Autoren, nach Wegen der vorgeburtlichen Beziehungsförderung zu suchen« (S. 11). Hidas und Raffai hatten in ihren psychiatrischen Behandlungen festgestellt, dass schizophrene Patienten sich nicht als eigenes Selbst erleben und erfahren können. Stattdessen bleiben diese Kranken mit ihrer Mutter seelisch verwachsen und verschmolzen, haben sich mit ihr nicht als zwei Wesen gefunden und wissen daher nicht, was Getrenntheit ist. Die Geburt ist für sie ein Zerreißen ihres Körpers, die Mutter wird dabei als zerstörerisch erlebt.

Während der Psychotherapie wollen diese Patienten sozusagen seelisch in den Körper des Therapeuten als Repräsentanz der eigenen Mutter zurückkehren, um dann endlich als eigenes Wesen geboren zu werden. Denn ein Grundgefühl des schizophrenen Erlebens ist es, nicht erwünscht zu sein, keine wirkliche Existenz zu gewinnen. In ihren psychotischen Schüben fühlen sich viele Schizophrene schlecht, wie »Abfall, im Uterus ausgehungert, terrorisiert und vergiftet«. Nach Janus sind diese Seelenzustände »die dramatischen Bilder für die pränatalen Notzustände, die sich im Wahn oft ganz unmittelbar abbilden.« (1997, S.143). Der griechische

Psychiater Athanassios Kafkalides (1995) konnte in Sitzungen unter therapeutischer LSD-Gabe bei ungewollt geborenen Patienten ähnliche Erlebnisse des vorgeburtlichen Lebens hervorrufen, die eine große Auswirkung auf deren gesamtes Leben hatten.

Deshalb ist es für Raffai ein wichtiges Ziel, »aus der Einheit und Gleichheit der mütterlichen und fötalen Erlebnisse, der Unbegrenztheit, zu Unterschiedlichkeit, Verschiedenheit, das heißt zur Entfaltung des fötalen Körpers und damit zu den Grenzen des Ichs« zu gelangen (2007, S. 1). Raffai nennt zwei wichtigste Entdeckungen der Bindungsanalyse: Die erste Entdeckung ist der oben beschriebene Zusammenhang zwischen der Mutter-Fötus-Bindungsstörung und den späteren psychotischen Erkrankungen, bei denen sich die Körper- und die Ich-Grenzen nicht herausgebildet haben. Eine extreme Abhängigkeit von den eigenen Müttern könne bei den Töchtern dann Schwangerschaftskomplikationen zur Folge haben. Die zweite große Entdeckung nennt er den »Mehrgenerationen-Intrauterinraum«. Ihm zufolge lebt also das Baby im Mutterleib in einem komplizierten Beziehungssystem, das nicht nur von den werdenden Eltern, sondern auch von deren Eltern und Großeltern geprägt wird. Alle diese Vorfahren können das Schicksal des Babys mitbestimmen. Ferner spielt auch die eigene pränatale Situation der Mutter eine signifikante Rolle.

Was bedeutet nun dieses Wissen für eine Frau, die Mutter werden möchte, und was kann sie aus diesen Erfahrungen lernen? Die zukünftige Mutter hat in der Schwangerschaft eine schwierige Aufgabe zu bewältigen: Sie muss ein Gleichgewicht finden zwischen der Autonomie ihres Kindes und ihrem Begehren, es als einen Teil ihres Selbst zu erleben. Mit anderen Worten: Sie müssen dazu fähig sein, das Kind als ihres und doch nicht als ihren Besitz zu erleben und ihm sein eigenes Dasein zugestehen. Hierfür kann ein regelmäßiger Dialog zwischen ihr und dem Ungeborenen gute Dienste leisten. Er fördert das Sprechen und Hören zwischen beiden, welche Getrenntheit und Bewusstsein schaffen.

Ihr Buch und eine anschließende persönliche Begegnung mit Hidas und Raffai machten mir deutlich, wie wichtig diese mir bis dahin unbekannte therapeutische Methode – der pränatale Dialog – für die psychoanalytische Arbeit sein kann. Dieses Verfahren erschloss mir neue Möglichkeiten und war eine große Inspiration für mich. Mir wurde auch bewusst, dass ich mit der Bindungsanalyse beispielsweise meiner Patientin Karoline schonender hätte helfen können. Zum besseren Verständnis schildere ich an dieser Stelle Karolines Geschichte, die mich schließlich auf den Weg zum Mutter-Embryo-Dialog führte.

Karolines unlösbares Dilemma

Karolines Kinderwunsch war auf schicksalhafte Weise mit Todesfantasien verstrickt. Sie kam nach der Lektüre meines Buches *Wenn die Seele Nein sagt* erstmals vor zehn Jahren aus einer entfernteren Stadt zu mir. Sie, die Physiotherapeutin, war damals 34 Jahre alt, seit acht Jahren verheiratet und ungewollt kinderlos.

Karolines Großmutter, während der Gymnasialzeit in einer Klosterschule magersüchtig, heiratete gleich nach dem

Abitur auf Drängen ihrer Mutter einen um 13 Jahre älteren Mann, von Beruf Psychiater. Dieser war etliche Jahre vorher nach einer »wuchernden« Blinddarmnarbe bestrahlt worden, woraufhin sich ein bösartiger Hauttumor, ein Sarkom entwickelte. Zwar konnte man dieses operativ entfernen, aber scheinbar hatte ihn sogar der berühmte Chirurg Dr. Sauerbruch als »Todgeweihten« angesehen. Nach der Erzählung ihrer Großmutter wollte er jedoch unbedingt Kinder haben. Die beiden heirateten nicht aus Liebe. Die Zeugung ihrer Mutter gestaltete sich etwas schwierig: Ihr Großvater, selbst Arzt, musste ihrer Großmutter »entspannende« Spritzen geben, um den Geschlechtsverkehr mit ihr im Halbschlaf zu vollziehen. Für Karoline hörte sich dies wie eine Vergewaltigung an. Bei diesem Geschlechtsakt wurde Karolines Mutter gezeugt. Drei Jahre später, als ihre Großmutter mit ihrer zweiten Tochter im dritten Monat schwanger war, starb der Großvater.

Nach der Hochzeit von Karolines Mutter kam zunächst ein Sohn und drei Jahre später sie selbst auf die Welt. An ihre Kindheit hatte sie keine Erinnerungen. Sie war ein recht kränkelndes Kind, hat die ersten Lebensmonate nicht richtig gegessen und entwickelte ab dem sechsten Lebensjahr Asthma. Sie war sehr still, schüchtern und angepasst. Als sie 11 Jahre alt war, begann ihre Mutter, verschiedene Psycho-Esoterik-Kurse zu besuchen und verweigerte gleichzeitig jegliche Hausarbeit. Sie verbrachte lange Stunden in ihrem Zimmer mit einem Schild »Bitte nicht stören« und gab trotz Bitten ihrer Kinder kein Lebenszeichen von sich. Dadurch waren ihr Bruder und Karoline zeitweise sehr auf sich gestellt, sie kochten und wuschen ihre Wäsche selbst. Auch der Bruder litt unter der Verweigerung seiner Mutter. Mit

13 Jahren wurde er magersüchtig, schaffte es jedoch allein, aus dieser Krankheit herauszukommen. Als Jugendliche wurde Karoline von beiden Eltern in deren Eheschwierigkeiten eingeweiht. Nach ihrem Abitur zog sie sofort in eine WG, reiste für drei Monate nach Indien und entwickelte anschließend ebenfalls eine Magersucht. Zum Schluss wog sie noch 38 kg. Eine Psychotherapie war ihre Rettung, doch eine gewisse Urangst ist ihr geblieben.

Zwei Jahre nach ihrer Heirat wurde bei ihrem Mann während einer Routineuntersuchung ein Melanom entdeckt, das ihr wiederum bestätigte, wie schnell ihr Glück zu Ende sein könnte. Sie schwor damals dem lieben Gott, freiwillig auf Kinder zu verzichten, wenn ihr Mann gerettet würde. Ihr Mann erkrankte nicht, sie verdrängte den Schwur, und das Paar beschloss drei Jahre später, Kinder zu bekommen. Karoline hatte natürlich von Anfang an das Gefühl, dass es nicht klappen könne. Organisch wurde beiderseits alles abgeklärt und keine körperliche Störung gefunden. Die Frauenärztin unternahm vier Inseminationen, die erfolglos blieben. Ansonsten fühlte sich Karoline wohl, bis auf die immer wieder auftretende Angst, erneut von Angst und Schmerz und einigen zwanghaften Handlungen eingeholt zu werden.

Karoline fürchtete die Wiederholung des Schicksals. In einem Brief an ihre tote Großmutter, den sie mir während der Therapie übergab, schreibt sie: »Die Frustration und die Einsamkeit habe ich immer an dir gespürt und habe mich dafür verantwortlich gefühlt, ich wollte dich auch glücklich machen! Irgendwo wollte ich auch deinem Bild entsprechen. Ich weiß nicht, wann ich so stark das Gefühl von Verbundenheit auch mit deinem Schicksal hatte. Irgendwo war ich auch sehr einsam und hatte dann auch Magersucht, genau wie du.

... Ich habe mich immer sehr mit dir verglichen. Ich habe meine Unsicherheit und meine Selbstzweifel bei dir wiedererkannt. Vielleicht hat es auch eine Rolle gespielt, dass man mich in der Familie oft mit dir verglichen hat.

Endgültig hatte ich das Gefühl, dass sich das Schicksal wiederholt, als mein Mann dann das Melanom hatte. Dein Mann ist ja auch an Hautkrebs gestorben, nachdem ihr ein paar Jahre verheiratet wart. Das sehe ich jetzt fast wie ein Omen, und alles, was mit dem Ereignis von damals in Zusammenhang steht, macht mir enorm Angst, wie zum Beispiel, dass ihr vier Jahre verheiratet wart oder dass du im dritten Monat schwanger warst oder dass dein Mann 38 Jahre alt war (meiner ist 37!). In deiner Familie gab's eigentlich keine Frau, die wirklich glücklich oder zufrieden war, auch deine Mutter war eine verbitterte und sehr harte Frau. Deine Schwester hat ja nie geheiratet und ihr Leben lang gejammert. Auch meine Mutter und meine Tante sind ja eigentlich nicht glücklich. Wie kann ich da plötzlich glücklich sein? Es wäre doch irgendwo Verrat an euch! Es hat immer dieses ›Schicksalsträchtige‹ mitgespielt: Deine Großmutter, die bei deiner Geburt am Karfreitag sagte: ›Oje, sie wird ein hartes Leben haben, denn sie ist am schmerzhaften Freitag geboren.‹ ...« Am Briefende verabschiedet sie sich nachhaltig von ihrer Großmutter.

Im Erstgespräch bei mir wurde Karoline bewusst, dass sie auf ihre Mutter und auf ihren Vater eine Wahnsinnswut hat, weil es immer darum ging, beide zu schützen und zu beruhigen, obwohl ja *sie* die Kranke und Betroffene war. Sie litt an einem monatlich wiederkehrenden Pilzbefall der Vagina. Manchmal, sagt sie, habe sie Angst, dass sie und ihr Mann sich zu nahe sind. Dann entferne sie sich also schon vorbeugend von ihm, denn sie könne nicht mehr leben, wenn er weg wäre. Der Preis für eigene Kinder ist also in ihrer Vorstellung das Leben ihres Mannes. Sie hat aus Liebe geschworen und damit etwas geopfert, was sie eigentlich gern hätte, aber nicht sein darf, da sie in ihrem Unterbewussten ja Kinder mit Tod verbindet. Ich sollte ihr helfen, den unglücklichen Schwur und die schicksalhafte Verbindung von Kindern und Tod zu durchbrechen, indem ich den magischen Schwur entkräftete und ihn ihrem damaligen Schrecken und ihrer Ohnmacht dem Schicksal gegenüber zuschrieb. Aufgrund der räumlichen Entfernung konnte ich die Patientin nur alle sechs bis acht Wochen für ein längeres Gespräch sehen. Wir haben inzwischen zirka 50 lange intensive Sitzungen hinter uns, die sie in einem anschließenden Brief an mich für uns beide niederschrieb.

Im Juni 2002 schrieb sie dann ihrer Mutter einen Brief, den sie nicht ihr, sondern mir gab. Sie hat dort alles niedergeschrieben, was sie verletzt und empört hat. Der Brief endet mit: »Jetzt ist Schluss, ich bin nicht mehr solidarisch mit dir, ich möchte mein eigenes Leben leben. Ich möchte von dir bzw. von euch einfach in Ruhe gelassen werden und endlich das tun, was ich will, am liebsten würde ich euch beide einfach vergessen, dann wäre ich freier.« Zweifelsohne aber liebt Karoline ihre Mutter und will sie nicht zerstören. Aber sie zieht ihr gegenüber, die ebenso wie auch ihr Vater sehr egozentrisch auf sich selbst bezogen ist, erstmalig einen Grenzzaun. Sie fuhr dann mit ihrem Mann in den Urlaub, aus dem sie, noch ohne es zu wissen, schwanger zurückkehrte.

Um den Zeitpunkt der Zeugung ihres Kindes hatte sie folgenden Traum: Sie befindet sich mit ihrem Mann in einer außen hässlichen, aber innen wunderschönen, von vielen Kerzen beleuchteten romanischen Kirche. Ihr Mann wirkt mit seinem nackten Oberkörper primitiv, während er im Gottesdienst mit seinem Klavierlehrer redet. Sie wird als Symbol für Jesus von der Gemeinde ausgesucht, und es werden ihr Hostien in beide Hände und auf die Schultern gelegt. Dann sucht sie ihren Mann, der verschwunden ist. Sie findet ihre Schuhe nicht, weint, draußen tobt ein Gewitter. Eine Frau tröstet sie, die eigentlich aber nicht merken soll, dass ihr so elend zumute ist.

Wir können diesen Traum folgendermaßen verstehen: Die romanische Kirche ist ein uralter heiliger Ort. Das Primitive ihres Mannes, der im Kontakt mit Musik ist, bedeutet, das wahre Selbst zu zeigen. Sie selbst ist mit Symbolen beschäftigt, sie steht für Jesus. Sie gibt sich ihrem Ehemann hin, damit er den heilenden Samen, die Hostie, in sie hineinlegt, um ein Kind zu zeugen. Die Schuhe symbolisieren den Uterus. Der einzige Weg, die Schuhe zu finden, ist, der Therapeutin die elenden, schlechten Aspekte des Selbst zu zeigen. Ansonsten würde ihr Ehemann verschwinden. Das Gewitter ist ein Augenblick großer Einsicht: Der Himmel öffnet sich, und man kann ins Innere sehen. Karoline hat mir ihre dunkle Seite in ihrem Brief an ihre Mutter kurz zuvor gezeigt.

Drei Wochen später in der Nacht vor ihrem Besuch bei mir hatte sie einen weiteren wichtigen Traum: Sie steht mit ihrer Mutter und ihrer sehr alten, etwas verwirrten Großmutter in deren Laden, in welchem sich Handtücher und schöne Badeschuhe befinden. Sie empfiehlt der Großmutter, sich schlafen zu legen, die dann plötzlich zu ihrer dreijährigen Cousine wird. Karoline sagt zu ihrer Großmutter, dass sie den Laden jetzt leider aufgeben müssen. Die Großmutter weint die ganze Zeit über. Karoline löst den Laden auf, die Großmutter stirbt, indem sie friedlich einschläft. In diesem Traum sind drei Generationen zusammen. Im Gegensatz zu ihrer Mutter fühlt Karoline Mitleid und Sorge für ihre Großmutter. Sie kann sich von ihr freundlich verabschieden und ihr die Ruhe geben. Wieder tauchen Schuhe auf, die nach Freud ein Symbol des weiblichen Genitale sind. Die Großmutter wird zum dreijährigen Kind, die Generationenfolge ist also gegeben. Beide Träume aber haben drei Dinge gemeinsam: das Weinen, die Schuhe und das Aufgeben der zunächst geheim gehaltenen Not bzw. des Ladens. Karoline kann sich trennen, loslassen, um Raum für etwas Neues zu schaffen, für sich selbst mit einem Baby. Sie richtet die Gebärmutter für ihr Kind her. Das Weinen ist eine Erlösung.

Träume sind wichtige Wegweiser.

Wiederum drei Wochen später, Ende Juli, kam ihr Grundkonflikt in einer für mich sehr dramatischen Sitzung mit aller Wucht zum Vorschein. Karoline war sehr verängstigt über ihre Fähigkeit, ein Kind zu bekommen und eine Mörderin zu werden. Sie sagte, sie fühle sich so schuldig und böse, weil sie die Schwangerschaft, über die sie freudig überrascht war, eigentlich nicht verdient habe. Dann tauchte ihre Fantasie auf, dass bis zum dritten Schwangerschaftsmonat, also bis Ende August, jemand sterben müsse – entweder das Kind als Opfer für ihren Mann oder ihr Mann selbst. Wen immer sie auch beschütze, es gebe keinen Ausweg, sie würde zur Mörderin werden. Dann erinnerte sie sich, in der Zeitung von einer

Mutter gelesen zu haben, die ihre zwei Kinder getötet hatte. Auch war sie in Angst, dass ich sie jetzt verlassen würde, weil sie ja nun schwanger sei und damit wohl das Therapieziel erfüllt habe.

Sie träumte: Sie ist eine Polizistin, das Hauptquartier befindet sich in einer Klinik. Sie weiß, dass es einen Kindermörder gibt, der immer zwei kranke Kinder aus dem Krankenhaus mitnimmt und tötet. Sie sieht ihre frühere Chefin C., ebenfalls Polizistin, die zwei Kinder bei sich hat. Karoline ahnt sofort, dass sie die Mörderin ist. Sie befragt die Kinder, aber die lügen, dass sie sich bei C. wohlfühlen. Die Patientin geht nach Hause und legt sich schlafen. Mitten in der Nacht ruft ein Kollege an, C. habe die zwei Kinder umgebracht und schieße jetzt in der Klinik wild um sich. Karoline kommt sofort, aber alarmiert außerdem Scharfschützen. Sie sieht, dass C. sich selbst ihr Gesicht weggeschnitten hat, hält sie für völlig verrückt und weiß, dass die Scharfschützen C. jetzt töten müssen.

Dieser Traum sollte Karoline wohl helfen, die schreckliche Nachricht, dass eine Mutter ihre Kinder wirklich töten kann, zu verarbeiten. Das trifft sie besonders hart, weil sie gerade glücklich darüber ist, ein Kind zu bekommen. Im Traum ist sie eine Polizistin, das heißt, ihr Über-Ich soll auf ihre Triebe aufpassen und sie vor ihrem mörderischen Teil schützen. Aber ihre Angst, was Mütter und möglicherweise auch sie selbst Kindern antun können, ist sehr groß.

Es dürfe nicht wahr sein, dass sie schwanger ist, das Kind austrage und es dann auch noch gesund ist, und dass ihr Mann das Ganze überlebt und sie eine Familie sein können. Irgendwo dürfe sie nicht glücklich sein und das habe auch mit den Frauen in ihrer Familie zu tun.

Dreizehn Tage nach unserem letzten Treffen rief Karoline mich aus der Klinik an, in die sie wegen starker Blutungen aufgenommen worden war. Das Kind lebe noch, im Ultraschall habe sie gesehen, dass es ihr zuwinke. Jetzt begann unser gemeinsamer Kampf um das Leben des Kindes: Jeden Tag rief ich in der Klinik an, um sie zu beruhigen, ihre Ängste abzubauen und ihr die Einsicht zu vermitteln, dass nicht das Schicksal, sondern sie selbst sich die Rolle der Mörderin zudiktierte. Nach 14 Tagen Blutungen rief sie dann selbst an und sagte, jetzt habe sie sich für das Kind entschieden, sie wolle es und kämpfe nun darum. Es habe ein Recht, zu leben. Die Blutungen gingen am gleichen Nachmittag zurück, und zwei Tage später konnte sie entlassen werden.

Während der Schwangerschaft kamen die Selbstzweifel jedoch immer wieder. Die Verantwortung für das Kind bedrückte sie, und sie spürte ihre Ambivalenz. Sie träumte, dass sie selbst umgebracht werden würde. Sie glaube nicht, dass das Kind da ist, deswegen spreche sie nicht mit ihm und nähme wenig Kontakt zu ihm auf. Auf meine Deutung, dass sie auf diese Weise das Schicksal austricksen könne, als sei gar kein Kind vorhanden, lachte sie herzlich. Sie spürte aber deutlich, dass sie auch die Möglichkeit hatte, die »Generationenbürde« zumindest teilweise abzulegen.

Im Januar 2003 bekam Karoline fünf Wochen vor dem Entbindungstermin einen Blasensprung. Bei strenger Bettruhe konnte sie im Krankenhaus das Kind aber noch zwei Wochen halten, dann wurde es spontan geboren – ein gesunder Sohn. Sie konnte ihn voll stillen, war sehr glücklich, natürlich aber auch voller Schuldgefühle über ihr Glück. Ihre Familie kam zu Besuch, es war recht harmonisch. Sie zweifelte zwar an ihren Fähigkeiten als Mutter, aber sie kam gut mit der neuen Situation zurecht.

Nach zwei Jahren wünschte sie sich ein weiteres Kind. Zunächst hatte sie eine Fehlgeburt. Sie litt unter der Angst, dass das Kind nicht zu ihr kommen wolle, weil sie als Mutter nicht gut genug sei. 2006 kam ein zweiter Junge zur Welt. Diese Schwangerschaft verlief nach außen hin beschwerdefrei. Karoline grenzte sich jedoch während der Schwangerschaft ganz deutlich von ihrem Kind ab. Auch nach der Geburt fiel es ihr schwer, eine Verbindung zu ihm herzustellen. Als ich den Sohn nach ein paar Wochen sah, nahm er wenig Blickkontakt zu seiner Mutter auf. Damit wurde deutlich, dass sie einen intensiven, vorurteilslosen Kontakt mit ihm vermied. Denn erstens hatte sie ihrem älteren Sohn gegenüber ein schlechtes Gewissen, dass sie sich nun um ein weiteres Kind kümmerte. Außerdem hielt sie es für »gefährlich«, so viel Glück zu haben. Das Schicksal, meinte sie, dürfe nicht herausgefordert werden, sonst schlage es zu. Sie war froh, als ich ihr zeigte, wie sie ihren Sohn festhalten und über ihre Liebe zu ihm sprechen kann und bezeichnet mich als geistig-seelische Großmutter für ihre Kinder. Inzwischen ist ihr zweiter Sohn ihr Sonnenschein.

Zusammenfassend zeigt Karolines Fall Folgendes: Die künstlichen Befruchtungen durch Inseminationen haben bei ihr zu keiner Schwangerschaft geführt, weil ihr zugrunde liegendes Lebensthema für die Sterilität noch nicht geklärt war. Die Schwangerschaften – obwohl dann spontan eingetreten – waren belastet durch Karolines Todesfantasien, durch die Annahme, Geburt und Tod fallen bei ihr zusammen und sind schicksalhaft miteinander verknüpft. Tatsächlich war da das erste Kind im Laufe der Schwangerschaft zweimal vom Tode bedroht gewesen.

Vermutlich hätte Karoline die Methode der Mutter-Kind-Bindungsanalyse geholfen, ihre Ängste und Zerstörungsfantasien wirksamer zu entgiften. Möglicherweise hätte sie durch einen Dialog mit ihrem ungeborenen, gefährdeten Kind diesem das Recht auf Leben früher und eindeutiger zugestehen können. Das bewusste Wissen um den fantasierten Tötungskonflikt allein hatte ihr nicht geholfen, um ihn unblutig zu lösen. Leider konnte ich Karoline auch viel zu selten sehen, um sie genügend zu unterstützen. Hätte sie mit ihrem Kind im Mutterleib kommunizieren, sich mit ihm vertraut machen, ihm von ihren Leiden und ihren Ängsten erzählen können, hätte sie eine gesündere, realere Beziehung zu ihm gefunden und es nicht zum Austragungsort ihrer schuldbesetzten Fantasien gemacht. Obwohl wir uns leider nur selten sehen konnten, fühlte sie sich immerhin von mir gehalten, konnte sich dadurch mit mütterlicher Fürsorge identifizieren und auch ihr Kind halten.

Wir erkennen, dass Menschen für ihr Wachstum und ihre Gesundheit auf positive und nicht auf ambivalente Kommunikation angewiesen sind. Durch das gemeinsame Sein, der Teilhabe am selben Körper, die allem Wachsen vorausgeht, sind wir von Anfang an mit einem anderen Organismus verbunden. Wegen der inzwischen wissenschaftlich zweifelsfrei beobachteten Kontinuität zwischen dem Leben vor und nach der Geburt ist es nur psycho-logisch, schon mit dem Ungeborenen Kontakt zu pflegen und es dadurch auf seine Geburt und seine Eltern besser vorzubereiten. Die Mutter ist die Welt des Babys. Sollte es im Mutterleib keine angemessene Zuwendung erhalten, kann seine seelisch-geistige Gesundheit Schaden leiden oder – wie im folgenden Beispiel – nicht überlebensfähig sein. Dieses Mal, inzwischen vertraut mit der Bindungsanalyse, konnte ich eine unmittelbar heilende Wirkung auf die Patientin beobachten.

Der Embryo als Fleischklumpen

Eines Tages wurde die russische Patientin Tamara vom Frauenarzt des Kinderwunschzentrums als Notfall zu mir geschickt. Sie hatte bereits neun Fehlgeburten in der 18. Schwangerschaftswoche. Jetzt kamen, zum zehnten Mal schwanger, in der 17. Schwangerschaftswoche erneut Frühgeburtsbestrebungen mit leicht geöffnetem Muttermund auf. Sie fühle sich depressiv, antriebslos, hoffnungslos, als Frau wertlos, sie könne nur noch weinen und sich nicht mehr beruhigen. Als junges Mädchen hatte sie ein Praktikum in einem Kreißsaal machen müssen, das sie aber wegen des »ekelhaften Leidens« der entbindenden Frauen mit groben, gleichgültigen Ärzten und Hebammen vorzeitig abbrach. Deshalb nahm ich zunächst an, dass sie ihre Föten aus Angst vor der Geburt vorzeitig ausstoßen wollte.

Doch ich wurde eines Besseren belehrt: In der ersten Sitzung der Bindungsanalyse – dem späteren Mutter-Embryo-Dialog – wollte sie aufstehen und gehen, weil sie ihre Gebärmutter gedanklich nicht finden konnte, sich nicht konzentrieren wollte und trotzig die Mitarbeit verweigerte. Danach befragt, was sie mit ihrem Baby später tun möchte, hatte sie zunächst nur eine Antwort: »Erziehen.« In den darauffolgenden Stunden jedoch wurde sie während des Gesprächs mit ihrem Baby zunehmend lockerer und schaute leidenschaftlich und mit glücklich verklärten Augen zur Couch, wo der Dialog stattfinden sollte. Dort begann sie, mit ihrem Kind zu sprechen und ihm zu erzählen, was sie später alles mit ihm gemeinsam vorhatte. Erstmals tauchte in einer von Tamaras vielen Schwangerschaften ein Lustgefühl auf, wie ich freudig erstaunt wahrnahm.

Die Frühgeburtsbestrebungen gingen zurück. Tamara gab folgende Erklärung: »Früher habe ich es mir immer als einen Fleischklumpen vorgestellt, jetzt weiß ich, dass es ein kleiner Mensch ist mit eigenem Ich.« Inzwischen ist ihr Sohn Dimitri geboren worden.

Aufgrund Tamaras Aussage ist wohl anzunehmen, dass sie selbst für ihre Mutter ein Fleischklumpen war. Nun jedoch erfährt sie in der therapeutischen Praxis, dass sie ein von anderen wahrgenommenes und anerkanntes Individuum ist, genauso wie ihr Baby in ihrem Bauch für sie selbst. Sie erlebt gleichsam die »Geburt« ihrer Person und auch die »Geburt« ihres ungeborenen Kindes als Person. Wir sehen: Ein Kind zu haben, ist für Tamara wie für viele andere Frauen eine Möglichkeit, sich und dem Kind Existenz zu verleihen, sodass beide Menschen werden können. In letzter Konsequenz brauchte Tamara nur die Erlaubnis zu leben, damit auch ihr Kind leben darf.

Es stellt sich also immer wieder die Frage: Wie können Frauen, die Mutter werden wollen, es schaffen, ihr ungeborenes, ja oft ungezeugtes Kind nicht als einen lästigen Fleischklumpen, sondern als einen eigenen Menschen zu sehen, sich selbst und ihm möglichst liebend und angstfrei die Existenz garantieren? Wie kann die Mutter ihrem Embryo den Status eines eigenen schützens- und lebenswerten Wesens verleihen, für das sie Verantwortung übernimmt? Derartige mütterliche Fähigkeiten beeinflussen erheblich das Schicksal des Ungeborenen.

Der Mutter-Embryo-Dialog kann dabei eine ganz entscheidende Rolle spielen. Er ist ein kreativer Akt. Fantasien können Tatsachen verändern.

Die Notwendigkeit eines wohlwollenden »Blicks« ergibt sich in noch stärkerem Maße bei Eizell- oder Spermienspenden. Dann gilt es, das Ungeborene nicht nur als anderen, sondern auch als genetisch anderen Menschen in sich zu ertragen. Gleichzeitig muss die Mutter sich damit versöhnen, dass sie ihre eigenen Gene oder die ihres Mannes nicht weitergeben konnte.

Vom Fleischklumpen zum Menschen? Biologisch ist der Embryo tatsächlich nur ein Zellhaufen, aber die potenteste Zellstruktur der Welt! Er ist das zukünftige Kind, alle Potenziale liegen in ihm. Wir übersetzen die Biologie in das Seelenleben und geben damit dem Embryo die Transzendenz, die er braucht, um ein vollständiger Mensch mit Körper, Geist und Seele zu werden. Hierfür müssen seine Zellen mit dem Körper seiner Mutter verwachsen. In der Frau schlummert eine Mutter, die erst durch das Kind erweckt werden kann. Im Körper der Mutter schlummert das zukünftige Kind, dem sie zunächst Verborgenheit zugestehen muss, bevor sie das in ihr Schlummernde betrachten kann. Sie ist, nebenbei bemerkt, die »Schlummermutter«, wie man in der Schweiz die Zimmerwirtin nennt. (Auf diese Symbolik werde ich im nächsten Kapitel näher eingehen.)

Eine Frau, die ihr Kind spontan empfangen hat, hat es viel leichter. Verborgen und geborgen kann sich der Embryo unbemerkt in ihr festsetzen. Sie kann den Kontakt zu ihm aufnehmen, sobald er durch eigene Hormonbildung seine Ankunft bestätigt hat. Eine IVF-Mutter dagegen ist – wie wir schon zuvor gehört haben – in einer viel komplizierteren Situation und steht unter Spannung, Erfolgszwang und bewusster Wissenslast. Und sie muss sich ohne Garantie, wirklich schwanger zu werden, voll auf diese Beziehung einlassen, was einige Frauen zunächst als unzumutbar erleben.

Die IVF-Mutter benötigt meines Erachtens deswegen dringend seelische Anregungen und Hilfe, um die ihr durch die Technik automatisch zugefügten Verletzungen eher heilen zu lassen und auszugleichen. Ich begrüße sehr, dass es als therapeutische Möglichkeit für Paare inzwischen die assistierte Fortpflanzung gibt, um ein Kind zu bekommen. Doch neben dem möglichen Glück, ein Kind zu bekommen, ist es ebenfalls wichtig, die dadurch hervorgerufenen Kränkungen und Verletzungen auszusprechen, anzuerkennen und zu bezeugen. Aus falsch verstandener Tapferkeit entstehen lediglich Spannungen und Verkrampfungen (Zähne zubeißen und durch!), die dem Befruchtungsprozess erheblich schaden können.

Ich selbst versuche in meiner Praxis, die Technik der assistierten Fortpflanzung durch eine verstehende und warme Atmosphäre im geschützten Raum von Sprechen und Imagination aufzuheben. Die Frau muss sich wieder als ganzer Mensch angenommen und sich nicht mehr auf das Funktionieren ihres Unterleibes begrenzt fühlen. In der IVF-Praxis müssen die medizinischen Befunde und technischen Handlungen exakt erhoben, überprüft, beobachtet und ständig wissenschaftlich erweitert werden. Keine Einzelheit des komplizierten Wechselspiels des Körpers darf übersehen werden. Aber genau deshalb gibt es dort wenig Platz für tiefere Gespräche oder seelische Nöte. Aber alle Kinderwunschzentren haben Kontakt zu Psychologen oder Psychotherapeuten, zu denen sie ihre Patientinnen oder Paare schicken können. Viele Frauen fragen inzwischen von selbst nach einer psychologischen Begleitung und fühlen sich nicht mehr als »verrückt« disqualifiziert, wenn der Gynäkologe ihnen diesen Weg vorschlägt. Fortpflanzung ist nicht nur ein »Gemeinschaftsprojekt« von Mann und Frau, sondern bei Störungen hoffentlich bald überall auch ein Gemeinschaftsprojekt von Frauenärzten und Psychotherapeuten. In England ist es schon längere Zeit Pflicht, vor jeder assistierten Befruchtung ein psychotherapeutisches Gespräch zu führen.

Nicht alle Frauen, die sich Kinder wünschen oder welche bekommen, haben selbst eine glückliche vorgeburtliche Zeit oder Kindheit gehabt. Mutter werden zu wollen oder zu werden lässt unbewusste Erinnerungen an die eigene früheste Lebenszeit in oder außerhalb der Gebärmutter wieder wirksam werden und möglicherweise schmerzhafte, beunruhigende oder beängstigende Gefühle aufsteigen. Trägt eine Frau frühere belastende Lebensumstände mit sich, fällt es ihr natürlich viel schwerer, sich guter Hoffnung und freudig auf eine Schwangerschaft einzulassen. Dennoch möchte sie gern den eigenen Kindern einen möglichst guten Start ins Leben geben.

Für einen solch guten Start ins Leben ist der zukünftige Vater ausschlaggebend. Zwar ist er bis jetzt in diesem Buch ziemlich außen vor geblieben, doch das ist möglicherweise ein Abbild der Realität in der assistierten Befruchtung, bei der ja die Väter eher am Rande stehen. Doch die Männer sind für das Zeugen und Aufziehen der nächsten Generation immanent wichtig. Von ihrem Charakter und ihrer seelischen Reife und Beziehungsfähigkeit hängt es oftmals ab, ob eine stabile Familie überhaupt gegründet werden kann. Das Schwangerwerden kann einer Frau eher gelingen, wenn sie sich von ihrem Mann unterstützt und bei ihm aufgehoben weiß.

In der assistierten Befruchtung werden Männer leider oft als Statisten angesehen, die dabei auch nicht viel tun können. Es stimmt natürlich, dass sie sich oftmals in Warteposition befinden. Und sie müssen ertragen, dass sie ihre Frau nicht selbst schwängern dürfen – eine herbe Kränkung für einen Mann, die ihn sehr mitnimmt und häufig seine Stimmung beeinträchtigt. Sollte der Mann wegen schlecht beweglicher oder zu wenig Spermien die »Ursache« dieser Behandlung sein, so wird er oft unbewusste oder bewusste Schuldgefühle seiner Frau gegenüber empfinden. Dieser Zustand schwächt ebenfalls seine Nerven und mindert seine Energiereserven. Seine Samenqualität hängt unter anderem auch von seiner psychischen Belastung und Belastbarkeit ab. Der psychische Stress mindert seine Energien, die das zukünftige Kind auch von ihm benötigt.

Seine wichtige Rolle für die Frau in der Kinderwunsch-Zeit kann dennoch nicht hoch genug eingeschätzt werden. Nach dem Embryotransfer sollen deshalb die werdende Mama und der werdende Papa das potenzielle Kind gemeinsam begrüßen. Ein Kollege meinte, vielleicht sollten – analog zu den Frauen – auch Männer versuchen, mit ihren Spermien zu sprechen. Im Laufe der Schwangerschaft ihrer Frauen steigt nämlich das weibliche Geschlechtshormon Östradiol bei den werdenden Vätern an, während die Konzentration der männlichen Hormone abnimmt (Blazy, 2001). Sie kommunizieren also mit ihrem Baby auf unbewusster Ebene und identifizieren sich sowohl mit ihrer schwangeren Frau als auch mit ihrem ungeborenen Kind. Einige Männer nehmen sogar synchron zu den Frauen während der Schwangerschaft an Gewicht zu.

Auch der werdende Vater braucht bei der assistierten Befruchtung seelische Unterstützung.

Die Väter auch seelisch in den Fortpflanzungsprozess mit einzubeziehen, ist eine Notwendigkeit! Eine gemeinsam durchlebte Zeugung und Geburt eines Kindes festigt die Partnerschaft erheblich. Insbesondere beim elementaren Geschehen der assistierten Befruchtung muss die Paarbeziehung also intensiv gelebt werden.

Die assistierte Befruchtung ist ein medizinisches Instrument, mit dessen Hilfe der Frau ein Embryo in ihre Gebärmutter gelegt werden kann. Ich möchte die werdend wollende Mutter dazu ermutigen, dieses Instrument in sich aber auch *wirksam* werden zu lassen. Um es nochmals zu betonen: Zwar stellt der Arzt die Urzelle des Menschen – den Embryo – der Frau zur Verfügung, doch dieser Embryo gelangt zu seinem Leben nur durch den Geist, die Seele und das Begehren seiner Mutter. Die IVF-Frau darf also nicht einfach das Instrument des Instruments bleiben. Indem sie ihren Seelenraum öffnet und in eine Zwiesprache, in einen Dialog mit sich selbst und ihrem Embryo tritt, handelt sie von Person zu Person.

In meiner Funktion als Psychotherapeutin bin ich zunächst wie ein Dolmetscher für den Körper der Frau – eine

Aufgabe, die sie später selbst übernimmt. Durch die Sprache transformieren wir gemeinsam das eingedrungene Werkzeug der IVF in ein menschliches Instrument. Die Sprache ist der Aufenthaltsort des Seins, wie Heidegger sagt. Nur durch das laute oder leise Aussprechen von Gedanken kann man sich ihrer bewusst werden. Ein Gedanke, der keine Worte findet, ist noch unreif. Die Sprache ist also der Ort, an dem der Lebende leben kann.

Die Dialoge über die Kinderwunsch-Behandlung, daran anschließend mit den eigenen Fortpflanzungsorganen und dem eingesetzten Embryo, sind im Gespräch mit Worten oder in der Stille zentriert. Allein schon dadurch können Frauen mit sehr frühen Körpersensationen und Gefühlen ihrem Embryo gegenüber in Kontakt kommen, der in ihnen wachsen soll oder wächst. Für dieses Zwiegespräch braucht die Frau genügend Raum. So lernt sie, ihre Empfindungen in Worte zu fassen und von Anfang an eine primäre Mütterlichkeit zu fühlen und zu genießen. Erst ihre Offenheit für den Wunsch, ihr Kind und sich kennenzulernen, schafft die Bedingung für die Bildung neuer Gedankenräume – ein lohnendes Wagnis.

4
Größte Gastfreundschaft für den Embryo

Der Grundgedanke des Mutter-Embryo-Dialogs ist die Metapher der Gastfreundschaft. Denn eine Idee kann nur durch ein Symbol vermittelt werden. Der mütterliche Körper wird dabei mit dem Haus gleichgesetzt, das der Gastmutter gehört. Die Gebärmutter stellt das Gastzimmer dar, der Embryo ist der zu erwartende Gast. Das Haus stellt in der Fantasie oder im Traum ein Symbol für den menschlichen Körper dar. Für Sigmund Freud ist »das Wohnhaus ein Ersatz für den Mutterleib, die erste wahrscheinlich immer noch ersehnte Behausung, in der man sicher war und sich so wohl fühlte« (1929, G.W. XIV, S. 450). Das Unheimliche des weiblichen Genitale, das manche empfinden, ist für Freud »der Eingang zur alten Heimat des Menschenkindes, zur Örtlichkeit, in der jeder einmal und zuerst geweilt hat« (1919, G.W. XII, S. 259).

Unsere Gebärmutter ist das einzige menschliche Organ, das stellvertretend für uns Besuch bekommen kann. Und Aretaeus von Kappadokien beschreibt im 5. vorchristlichen

Jahrhundert die Gebärmutter als ein kleines Lebewesen in einem großen Lebewesen. Mit unserer Metapher von der Gastfreundschaft können wir demzufolge an das schon vor 2400 Jahren beschriebene Eigenleben der Gebärmutter anknüpfen.

Mit unserem Dialog wollen wir also unseren lang ersehnten Gast, das potenzielle Kind, den Embryo, in unserem Haus empfangen. Wir achten darauf, dass wir nicht zu viele Wachhunde vor dem Haus positionieren, damit der Gast nicht hineinkommt oder gleich die Flucht antritt. Im übertragenen Sinn »schmücken« wir das Haus und bereiten es für ihn vor, freuen uns auf ihn und heißen ihn mit einem Lächeln und lieben Worten willkommen. »Sprache ist Gastlichkeit«, sagt der Philosoph Emanuel Lévinas. Wir sehen dem Embryo mit dem »Glanz im Auge der Mutter« entgegen, wie der Psychoanalytiker Kohut es formuliert hat. Wir füllen diese Wohnstatt geistig auch mit viel Licht. Wir wollen dem Gast dazu verhelfen und ihn »verführen«, bei uns zu bleiben und es sich wohlig bei uns einzurichten. Natürlich erkundigen wir uns auch nach seinem Wohlbefinden. Aber: Ein Gast gehört nicht der Gastmutter, denn trotz der körperlichen Einheit hat er sein Eigenleben. Er wird sein Zimmer nach spätestens neun Monaten kündigen. Möglichst aber nicht zu früh …

Zwischen unserem biologisch-seelischen Modell des Schwangerwerdens und der philosophischen Betrachtung der Gastfreundschaft gibt es Parallelen. Gastfreundschaft ist in allen Kulturen ein grundlegendes ethisches Gesetz. Es existieren Pflichten und Rechte zwischen dem Gastgeber und Gast, den der französische Philosoph Jacques Derrida in seinem Buch *Von der Gastfreundschaft* als Fremden bezeichnet.

Dort fragt der Fremde: »Darf ich eintreten? Gewährst du mir Gastfreundschaft?« Dann dürfen wir nicht erst warten und fragen, wer er denn sei, sondern nur antworten: »Komm, wie du auch bist, sei mein Gast!« Wenn es »Gastfreundschaft mit Liebe zu verbinden gilt, ganz zärtlich, wie manchmal bei Kindern oder Geliebten«, richtet der Philosoph an den Kommenden folgende Frage: »Wie heißt du? Sag mir deinen Namen, wie soll ich dich nennen, ich, der ich dich rufe, der ich dich bei deinem Namen rufen möchte? Oder beginnt die Gastfreundschaft damit, dass man empfängt, ohne zu fragen, in einer doppelten Streichung, der Streichung der Frage *und* des Namens. Ist es gerechter und liebevoller, zu fragen oder nicht zu fragen? Beim Namen zu rufen oder ohne Namen zu rufen? Gewährt man die Gastfreundschaft einem Subjekt? ... Oder wird die Gastfreundschaft dem anderen *gewährt*, ihm *geschenkt*, bevor er sich identifiziert?« (2007, S. 29)

All diese sind die Fragen, die wir bewusst oder unbewusst unserem ankommenden Embryo stellen. Darf er bei uns bleiben, auch wenn wir ihn noch nicht kennen? Können wir aushalten, noch nicht zu wissen, wer oder wie er ist und was er in unserem Körperhaus tut? Lieben wir ihn von vornherein und geben ihm Vertrauensvorschuss? Verlangen wir von ihm Gegenseitigkeit? Vertrauen wir ihm, dass er uns schont und respektiert? Könnte er uns lieben oder uns schaden? Wird er uns unansehnlich und unförmig machen? Sind auch wir bereit, ihm gegenüber zu unseren Gastgeberpflichten zu stehen?

Bei so vielen Fragen bezüglich der Gastfreundschaft, die wir unserem Embryo gewähren wollen, müssen wir uns selbst fragen, ob es gerechter und liebevoller ist, zu fragen oder nicht zu fragen. Es scheint so, dass zu viele Fragen schaden und wir ihm einfach die Tür öffnen sollen. Immerhin ist unser Embryo ja nicht völlig fremd für uns, wir kennen seinen Familiennamen, der auch unserer ist.

Es ist unser Anliegen, unseren Embryo nicht einfach einzufordern, sondern ihn von Herzen zu begehren, um ihm Leben und Energie zu vermitteln. Auch Derrida kennt die Gastfreundschaft, die mit Begehren verknüpft ist: »Das Begehren ist die Erwartung dessen, was nicht wartet.« »Beeile dich einzutreten«, »Komm herein«, »Komm in mich«, »Nicht nur zu mir, sondern in mich: Besetze mich, nimm Platz in mir ...« (S. 89). Wird ein Embryo mit solchen Wünschen heiß begehrt, wird er hoffentlich nicht widerstehen können. Noch einmal Derrida: »Wenn die Gastfreundschaft nur aus Pflichterfüllung geschieht, wird sie nicht freundlich, freiwillig und unentgeltlich gewährt, wird sie nicht mehr dem anderen geschenkt«, ist der andere nicht mehr als Einzigartiger gemeint (S. 64). Eine wahre Gastfreundschaft soll gemäß des Philosophen »weder eine Schuld begleichen noch von einer Pflicht geleitet sein«, also »ein Gesetz ohne Imperativ, ohne Befehl und ohne Pflicht ..., ein Appell, der herbeiruft, ohne zu befehlen.«

Wenn wir den Embryo von Herzen begehren, vermitteln wir ihm Leben und Energie.

Auch diese Aussage Derridas können wir auf unseren Embryo-Gast beziehen. Wir sollen einem Kind das Leben möglichst um seiner selbst willen schenken. Es bringt uns und dem Kind wenig Freude, es aus Schuldgefühl oder Pflicht heraus zu gebären und großzuziehen.

Ebenfalls auch für unser Thema wichtig ist der Hinweis Derridas auf den lateinischen Ursprung der Worte Gast und Fremder. Einerseits bedeutet *hospes* sowohl Gast als auch

Fremder, andererseits bezeichnet das Wort »hostes« den Fremden oder den Feind. Der Fremde kann also als ein Gast oder als ein Feind empfangen werden. Möglicherweise wird ein Kind im Mutterleib als zwischen diesen beiden Polen hin- und herschwankend erlebt – je nach Empfinden als Freund oder als Feind. Ferner spricht Derrida über das Problem der Autonomie, der Eigengesetzlichkeit des Gastes, sowie über den Zusammenhang von Gastfreundschaft und Parasitentum. Zwar gibt es strikte Unterschiede zwischen beiden. Doch kann die Fantasie einer Frau sehr wohl ihren Embryo als einen Fremdkörper oder unbewusst gefährlichen Parasiten erleben, der dann aber »damit rechnen muss, vertrieben zu werden, da er nur als missbräuchlicher, illegitimer, heimlicher Gast« Eingang gefunden hat.

Zu meinem großen Erstaunen begrüßte meine Patientin Angela in einer Sitzung ihren ersehnten Embryo mit den gleichen Worten, mit denen Derrida seinen begehrten Besuch begrüßt hat. Im Mutter-Embryo-Dialog sagte sie: »Es ist egal, ob du jetzt schon da bist oder in Zukunft kommst. Du bist willkommen, nicht nur willkommen, sondern erwünscht! Liebes neue Leben, ich wünsche dich mir ganz doll! Komm doch! Ich warte schon so lange! Komm doch jetzt!« Nach einer Pause meinte sie: »Jetzt wird es ruhiger, er hat es gehört.« Ein weiteres Schweigen folgte. Dann sagte sie: »Ich habe plötzlich den Gedanken, dass das zweite Kind gewartet hat, damit ich noch etwas lerne, nämlich weniger zu planen. Annehmen, ob es kommt oder nicht. Und ihm Raum schaffen, auch mir eigenen Raum, dass ich nicht so in den Kindern drin bin, in denen so aufgehe, sondern dass jeder selbst ist.«

Sie verabschiedete sich mit folgenden Worten: »Ich freue mich, dass du zu uns kommen willst, zu deinem Vater, deinem Bruder und mir. Es fängt aber zunächst mit uns beiden an. Dein Bruder fand es schön dort in meinem Bauch. Mach deine eigenen Erfahrungen. Gib mir ein Zeichen, was du brauchst: ein bisschen Ruhe, Essen oder Trinken, einen Spaziergang von mir usw. Ich will alles tun, was du brauchst. Du darfst es dir auch bequem machen, spielen, wachsen und dich entwickeln, wie du es willst. Ich werde beim Einschlafen und Aufwachen an dich denken, ich stelle mir meinen Wecker morgens früher und beginne damit meinen Tag. Ich will dich streicheln wie einen kleinen Sprungball.« Danach war sie bewegt, aber entspannt und freudig.

In der vorangegangenen Sitzung bat mich Angela, die vor drei Jahren ihren Sohn Philipp geboren und anschließend drei Fehlgeburten gehabt hat, erstmals, mit ihr einen Mutter-Embryo-Dialog durchzuführen. Am Vortag vor dieser ersten Sitzung hatte sie ihren Eisprung gehabt und ihren Mann verführt. Da sie sich so sehr ein zweites Kind wünschte, wollte sie ihre Chancen für eine zweite Schwangerschaft durch den ersten Mutter-Embryo-Dialog vergrößern. Auf der Couch erlebte sie bei der Imagination ihre Gebärmutter als Violett. Als sie sich mit ihrem inneren Auge innen in der Gebärmutter umschaute, schrie sie plötzlich laut auf: »Der Philipp hat sich ja da noch breitgemacht!« Genauso war plötzlich der psycho-logische Sinn ihrer drei Fehlgeburten verständlich: Ihre Gebärmutter war möglicherweise blockiert, denn es gab keinen Raum in ihr.

Ich schlug ihr vor, ihren Sohn zu bitten, nach draußen ins Leben zu kommen, wo es ihm mit seinen Eltern doch sehr gut ginge. Sie lockte ihn daraufhin mit aufmunternden

Worten nach draußen, wo er doch immer einen sicheren, festen Platz an ihrem Herzen hätte: »Mein Großer, du bist zu groß für drinnen. Du willst doch jetzt auch sprechen und forschen. Wir bleiben Mama und Sohn, auch draußen, aber wir finden etwas Neues für uns zwei.« Plötzlich kam eine tiefe Traurigkeit in ihr hoch, sie begann darüber zu weinen, dass Philipp jetzt ganz draußen ist, wo doch die Gespräche drinnen mit ihm so schön gewesen seien. Am Ende der Schwangerschaft habe sie ihn gar nicht loslassen wollen, auch er habe sich nicht trennen wollen. Fünf Minuten später war sie völlig überrascht, dass sich plötzlich die Farbe ihrer Gebärmutter von Violett nach Orange und Gelb veränderte, was Leben bedeutet. Jetzt sei die Gebärmutter lebendig: »Das war für uns beide ein wichtiger Moment«, schloss sie.

In der zweiten Sitzung erzählte sie mir, dass ihr Sohn fünf Tage nach seinem »Rauswurf« aus der Gebärmutter allein auf einen unbekannten Spielplatz in einer fremden Stadt gegangen sei. Nun konnte sie ohne Traurigkeit inständig darum bitten, dass ein zweites Kind zu ihr kommen möge.

Lust an der Zeugung mal ganz anders

Als eine zentrale Aufgabe des Mutter-Embryo-Dialogs in der assistierten Befruchtung sehe ich es an, für die abgeschaffte und entzauberte spontane Zeugungs- und Bindungslust einen anderen Ort zu schaffen. Das gelingt beispielsweise mit Hilfe des innigen Gesprächs, indem ein leidenschaftliches, nach außen hin unsichtbares Verlangen der instrumentellen

Atmosphäre und dem erfrorenen Begehren der IVF-Klinik entgegengesetzt wird.

Einzutauchen in die »geheime« Welt der inneren Träumerei – eine Erschließung unseres inneren Planeten – kann Spaß machen wie ein früher erlebtes erotisches Abenteuer. Diese nach außen nicht sichtbare Freude kann einem niemand nehmen. Die Frau/das Paar setzt auf die Kraft von Gedanken und Gefühlen, die den Körper »heiß machen« für die Ankunft des erwünschten Babys. Und die mütterliche Körperwärme, ein Zeichen von guter Durchblutung, erleichtert dem Embryo das Festwachsen. Umgangssprachlich könnte man sagen: Lust statt Frust. Sigmund Freud zufolge ist der Mensch ein ewiger Lustsucher. Deshalb: Bei einer so wichtigen Aufgabe wie dem Kinderkriegen darf die Lust nicht abhandenkommen! Es wird einfach nur versucht, sie ersatzweise in einer anderen Form zu finden. Man könnte diesen Vorgang als eine »vergeistigte Zeugungslust« bezeichnen.

»Die Imagination der Mutter ist das Schutznetz des Babys«, sagt György Hidas. Und Sprechen ist Ausdruck einer menschlichen Medizin und eines menschlichen Kontakts. Unter »vollem Sprechen« (J. Lacan) verstehe ich deshalb nicht nur den Austausch von Informationen, sondern das emotionale Sich-Öffnen, das Zuhören, Wahrnehmen und Verstehenwollen. In den Kinderwunschzentren muss so viel getan, informiert, gefragt und beantwortet werden, dass für das intime Gespräch, das die IVF-Frau dringend für sich braucht, weder Raum noch Zeit bleibt.

Nach Hidas (2007) unterscheidet man drei Kanäle der Kommunikation zwischen der Mutter und ihrem ungeborenen Kind:

1. *Der physiologische (körperliche) Kanal*, der über die Nabelschnur zwischen den Blutkreisläufen, der Gebärmutter und der Plazenta zustande kommt. So gelangen die mütterlichen Hormone zum Embryo/Fötus, der auf diese Weise über den emotionalen Zustand seiner Mutter informiert wird. Das immuno-neuroendokrine Netzwerk, die Verbindung von Nerven-, Hormon- und Immunsystem, beeinflusst über diesen Kanal ebenfalls das Ungeborene. Ein gesundes mütterliches Immunsystem und geringe Dosen von Stresshormonen schützen die Gesundheit und die Entwicklung des Kindes. Die Abfallprodukte des kindlichen Stoffwechsels werden ebenfalls über das mütterliche Blut entsorgt.

2. *Der Verhaltenskanal*, der dem Fötus die Summe der mütterlichen Tätigkeiten und Seinsweisen übermittelt. Hierzu gehört alles, was die werdende Mutter tut, erlebt, spürt und fühlt.

3. *Der Kanal der inneren Sympathie, der Einfühlung und der Stimmigkeit.* Mütter und ungeborene Kinder wissen gegenseitig über ihre Gefühle Bescheid. Sie kommunizieren miteinander über das Unbewusste, das sich in einem ständigen Dialog befindet. Eine Untersuchung, bei der schwangere Frauen mit einem Kopfhörer Babyweinen hörten, ergab, dass gleichzeitig die Herzfrequenz des Föten anstieg, obwohl er das Weinen nicht hören konnte. Das Herz des Kleinen schlug ebenfalls schneller, wenn die Schwangere nur an diese Erregung dachte (zit. nach Hidas, 2007).

Diese drei Kommunikationskanäle sind immer eng miteinander verknüpft und lassen sich nicht trennen. Es gibt viele Theorien darüber, wie die innere Übereinstimmung von Mutter und Ungeborenem zustande kommt. Man vermutet die Imagination der Mutter, Telepathie, quantenphysikalische Phänomene oder Spiegelneuronen. Die kürzliche Entdeckung der Spiegelneuronen hat uns einen tiefen Einblick in die menschliche Kommunikation vermittelt. Im Folgenden seien die wesentlichen Erkenntnisse kurz zusammengefasst, um ihre Bedeutung für den Mutter-Embryo-Dialog besser zu verstehen.

Wir sind dazu fähig, emotionales Verständnis und Empathie für unser Gegenüber aufzubringen, auch wenn wir ihn nicht direkt beobachten, sondern in irgendeiner anderen Weise wahrnehmen. Dies können wir aufgrund von Spiegelnervenzellen oder Spiegelneuronen in unserem Gehirn. Wie Joachim Bauer in seinem spannenden Buch *Warum ich fühle, was du fühlst* erklärt, dienen die Nervenzellnetze, mit denen wir uns selbst wahrnehmen, gleichzeitig als Spiegelneuronen dazu, uns in andere Personen hineinzuversetzen. Ihre Aktivierung kann uns faktisch sogar verändern: »Die Freude, der Schmerz, die Angst oder der Ekel eines anderen kann in uns selbst Freude, Schmerz, Angst oder Ekel erzeugen.« Gut ausgebildete Spiegelsysteme, die körperliche Grundlage unserer zwischenmenschlichen Beziehungen, sind also nicht nur wichtig für Kontakt, Spontaneität und Einfühlung, sondern können auch den biologischen Körperzustand verändern. Reaktionen, die durch Spiegelneurone in Gang gesetzt wurden, laufen vorgedanklich, vorsprachlich und spontan ab. Da alle Menschen diesen Mechanismus teilen, erzeugt er einen gemeinsamen zwischenmenschlichen Bedeutungsraum.

Angst, Anspannung und Stress verursachen eine massive Verminderung der Aktivität der Spiegelneuronen und der Fähigkeit zu lernen, wie Joachim Bauer ausführt. Der Ausschluss aus einer bestehenden Gemeinschaft, der soziale Tod, kann durch Stoffwechselentgleisung zu Krankheit, ja sogar zum Tod führen. Erhöhte Konzentrationen körpereigener Alarmbotenstoffe, unter anderem Cortisol, können Nervenzellen absterben lassen. Zu hohe Cortisoldosen können ebenfalls den Fötus durch eine Mangeldurchblutung schädigen oder sogar zu einer Fehlgeburt beitragen.

Unser Gehirn ist also auf gute soziale Beziehungen geeicht. Für Joachim Bauer sind nicht nur die Selbsterhaltung und die Überlebensstrategie des Stärkeren wichtige Lebensziele. Da nämlich »das Bemühen um Passung, Spiegelung und Resonanz die gesamte Biologie durchzieht«, ist für ihn das Geheimnis des Lebens, »dass wir andere finden, die unsere Gefühle und Sehnsüchte binden und spiegelnd erwidern können.« (S. 173)

Spiegelungen sind demzufolge für den Säugling unentbehrlich. Sie stellen ein emotionales und neurobiologisches Grundbedürfnis dar. Sie führen nicht nur zu einer Entwicklung von Empathie und Reifung des Kindes, sondern auch zu seelischem und körperlichem Glück. Ein funktionierendes System von Spiegelneuronen zwischen Mutter und Kind schafft das Urvertrauen – die Grundlage eines seelisch gesunden Menschen. Erhält das Neugeborene keine spiegelnde Rückmeldung mehr, das heißt, zeigt seine Bezugsperson ihm kein lächelndes, sondern ein völlig regloses Gesicht, ruft dies bei ihm eine starke Rückzugs- und Ablehnungsreaktion hervor. Joachim Bauer nennt dies »Mobbing an der Wiege«.

Spiegelneuronen zwischen Mutter und Kind schaffen Urvertrauen.

Hier gehe ich noch einen Schritt weiter und zur vorgeburtlichen Zeit des Babys. Nimmt eine werdende Mutter ihr Kind im Mutterleib nicht richtig wahr und verweigert einen liebevollen Kontakt zu ihm, den es so dringend für seine körperliche und geistig-seelische Entwicklung benötigt, bezeichne ich dieses Verhalten als »Mobbing im Bauch«. Konsequent weitergedacht gibt es bereits ein Mobbing an den Embryonen sogar vor Eintreten der Schwangerschaft. Und zwar immer dann, wenn die zukünftige Mutter den außerhalb ihres Körpers gezeugten Embryo nicht als ihr potenzielles Kind erkennt, sondern sein Einsetzen nur als mechanischen Akt betrachtet, der funktionieren muss. Mit Hilfe ihres seelischen Begehrens und ihrer Aufmerksamkeit jedoch kann der Embryo sich leichter an sie binden und ein Teil ihres Körpers werden. Denn ein Embryo ist nicht ohne sein körperlich-seelisches Umfeld zu denken, das ihm sein Überleben sichert. Und gerade die ersten Tage und Wochen sind von großer Bedeutung für sein Werden. Kinder, die im Mutterleib von Stresshormonen überflutet werden, leiden womöglich ihr Leben lang unter der vorbewussten Erfahrung hilfloser Verlassenheit.

Neue wissenschaftliche Untersuchungen scheinen Beweise dafür zu liefern, dass zwischen der werdenden Mutter und ihrem vorgeburtlichen Baby Spiegelneuronen aktiv sind und eine gegenseitige Einfühlung ermöglichen. Mütterliche und kindliche Spiegelneuronen machen sich in gegenseitiger Aktivität, die man »Feuern« nennt, im Mutterleib bemerkbar. Die tiefe Entspannung, die durch das Autogene Training und die Atemübung beim Mutter-Embryo-Dialog entsteht, kann die Imagination, die Körperempfindungen und die Aufnahmebereitschaft der Frau verändern und zu einer erhöhten Nidationsrate (Einnistung) des Embryos und einer besseren Aufrechterhaltung der Schwangerschaft führen.

Um einen Kontakt zu ihrem Embryo herzustellen, muss die Frau, die schwanger werden will oder bereits schwanger ist, das eigene potenzielle Kind imaginieren und es mit Fähigkeiten, Eigenschaften und Perspektiven ausstatten. Das erinnert daran, wie Mütter ihren Säugling liebevoll im Arm halten und bereits davon träumen, welche Heldentaten ihr Kind später einmal vollbringen wird. Niemand würde sagen, dass die Mutter verrückt sei, wenn sie von diesem Potenzial ihres Kindes träumt. Das Geheimnis ist also die Träumerei, die Rêverie, die der bekannte englische Psychoanalytiker Wilfred Bion als einen der wichtigsten Beiträge der Mutter zur seelischen Gesundheit ihres Kindes bezeichnet. Es gilt, in der zukünftigen Mutter, die ihren Embryo als Gast in sich aufgenommen hat und wachsen lässt, die Fähigkeit zur einfühlsamen Träumerei zu entwickeln.

Mit dem Baby sprechen durch Imagination

Berührtwerden ist eine Urerfahrung, ein Grundbedürfnis eines jeden Menschen und ein Anreiz zum Wachsen. Doch wir berühren nicht nur mit Händen und unserem Körper, sondern auch mit Worten, Blicken, Gedanken oder Gesten. Meine Patientin Charlotte hat die seelische Beschäftigung mit ihren beiden Babys in ihrem Bauch sowie den ihnen zugeordneten Schwangerschaftsorganen bis zur Perfektion erfunden und ausgeführt. Als eine hochdotierte Frau aus der Wissenschaft bietet sie ein eindrucksvolles Beispiel dafür, wie sich das weiblich-mütterliche Einfühlungsvermögen während einer Schwangerschaft entwickeln kann.

Lange erfüllte sich ihr Kinderwunsch nicht spontan. Schließlich unternahm sie eine IVF, die unmittelbar zu einer Zwillingsschwangerschaft führte. Am Abend nach einem Gespräch mit ihrem Chef in ihrer 19. Schwangerschaftswoche begannen bei Charlotte Frühgeburtsbestrebungen. Warum gerade zu der Zeit? Allmählich verstand Charlotte die ungeheure Reichweite ihres Kinderwunsches im Hinblick auf ihr Leben. Denn sie hatte große Angst vor der 20. Schwangerschaftswoche und deshalb unbewusst den Schwangerschaftsbeginn nach hinten verlagert. Erst mit der »2« vorn fühlt sie sich richtig schwanger. Mit Zwillingen aber würde es besonders viele Fragezeichen, Zweifel und Bedenken geben. Jetzt erst spürte sie ihren inneren Zwiespalt: Will ich die Kinder wirklich? Bisher hatte sie nur ein Ziel: einen positiven Schwangerschaftstest. Sie wollte vor dem Start nicht als unfähig disqualifiziert werden. Der Rest wurde ausgeblendet.

Jetzt aber war sie traurig über ihre unterbrochene Karriere. Obwohl Frau, hatte sie bisher wie ein Mann gearbeitet. Zwischen ihrem weiblichen und ihrem männlichen Teil herrschte Neid. Ihr karriereorientierter und kompetenter männlicher Teil war nun neidisch auf das Frauen-Selbst, das Mutter werden möchte, und versuchte, ihren weiblichen Teil, das heißt ihre Schwangerschaft, zu zerstören. Das Alte ist weg, das Neue macht Angst. In diesem seelischen Konflikt brauchte sie starke Wehenhemmer. Sie schwankte sozusagen zwischen ihrem Handeln: nämlich eine Schwangerschaft vorzubereiten oder aber dem Ungeschehenmachen, also dem vorzeitigen Schwangerschaftsende. Durch ihre ständige Wehentätigkeit, die zwar durch Medikamente eingedämmt werden konnte, war das Leben ihrer Zwillinge tatsächlich bedroht. Auch hatte sie Angst, dass sie platzt, hässliche Beine bekommt und fühlte sich »als brütendes Huhn erdrückt«.

Sie entdeckte dann den Mutter-Embryo-Dialog als eine neue und wichtige tägliche Aufgabe für sich. Als schwangere Frau wolle man ja sowieso mit den Kindern Kontakt haben, meinte sie. Leidenschaftlich begann sie nun mit ihren beiden »Mini-Jungs« zu sprechen und mit ihrer inneren, mentalen Hand zu streicheln. Sie unterschied schon ab der 23. Schwangerschaftswoche deutlich zwischen dem unten liegenden größeren Jungen Moritz und dem oben liegenden kleineren Jungen Bertram.

Die Informationen, die sie im Mutter-Embryo-Dialog von ihren beiden Kindern erhielt, waren sehr verschieden. Beide kommunizierten mit Charlotte. Sie signalisierten gleichermaßen, dass sie wüssten, zu zweit zu sein und dass sie das lustig fänden. Außerdem gehe es beiden gut, sie wüssten, dass sie wachsen, worüber sie sehr stolz seien. Die Unterschiede hingegen beschreibt Charlotte folgendermaßen: »Moritz, der größere, untere, ist ernst, fühlt sich zwar geliebt, braucht aber sehr viel Zuspruch und Aufmerksamkeit. Er beklagt sich aber darüber, dass sein Bruder im Bauch so viel schläft. Er wirft sich mir oft an den Hals und beteuert seine Liebe zu mir. Bertram, der kleinere, oben liegende Junge, ist unbeschwert, winkt oft lässig mit der Hand, ist sehr zufrieden und will sich nicht so anstrengen, um so groß zu werden wie sein Bruder. Er zieht es vor, sich auszuruhen und viel zu schlafen.«

Charlotte entdeckte nun auch ihre religiöse Überzeugung aus ihrer Jugendzeit wieder neu. Einige Wochen nach dem Dialog träumte sie, dass Gott sie als Frau geschaffen hat.

Dieser Traum tat ihr sehr gut, weil sie nun wirklich eine Frau sein, ihr weiblicher Teil sich durchsetzen darf, und sie kein versteckter Mann mehr sein muss. Mit der Zeit erweiterte sie den Dialog mit ihren Föten auf ihre Gebärmutter. Für Charlotte war die Gebärmutter eine alte, weise und würdevolle Dame, die mehr Ruhe braucht. Doch manchmal verhielt diese sich auch wie eine strenge Gouvernante zum Schutz der Kinder. Aus Sorge um einen Blasensprung sprach sie nun auch mit den Fruchtblasen, betete mit ihnen, segnete sie und dankte ihnen, dass sie so gut auf die Kinder aufpassten.

Wiederum einige Zeit später entdeckte sie auch die Nabelschnüre als Gesprächspartner. Die sagten ihr, sie seien sorglos, heiter und gelassen. Als sich nach Charlottes Aussagen dann während eines Dialogs die zwei Plazentas beschwerten, dass sie einen Riesenjob machen und nicht ernst genommen würden, entschuldigte sie sich bei ihnen und sprach daraufhin ständig mit ihnen und streichelte sie mit ihrer inneren Hand. Kurz vor der Geburt hat Charlotte ihnen dann erzählt, dass ihre Aufgabe mit der Geburt beendet sei und dass dies von Gott vorherbestimmt sei und sie dann wieder zu Gott kämen. Aber die eine Plazenta sei darüber ganz beleidigt gewesen, bald als überflüssig aussortiert zu werden. Die beiden Fruchtblasen sagten von sich selber, sie seien elastisch und würden bis zum Ende gut durchhalten.

In der 32. Schwangerschaftswoche fühlte Charlotte sich endlich »im Schwangersein angekommen«. Die vorgeburtliche Welt sei eine reine Frauenwelt. Männer und Sex hätten dort nichts zu suchen. Beide Jungen sagten, dass es ihnen gut gehe. Sie würden viel schlafen und bräuchten viel Ruhe. Sie kickten nicht mehr so viel mit ihren Beinen, sondern müssten sich konzentrieren, um zu wachsen. In der 34. Schwangerschaftswoche wurden Charlottes Söhne spontan geboren. Sie konnte beide drei Wochen lang stillen. Vor allem aber war es keine Überraschung für sie, dass beide Kinder genauso sind, wie sie sie im Bauch schon wahrgenommen hatte. Der kleinere, Bertram, der mit 800 Gramm weniger Geburtsgewicht auf die Welt kam, will in Ruhe gelassen werden und spielt selbstvergessen gern allein. Der große, Moritz, ist todtraurig, wenn er allein ist, und ist sehr auf Liebe und Zuwendung angewiesen. Ihre Charaktere haben sich also schon deutlich in Charlottes einfühlsamer Träumerei abgebildet.

Charlottes Kinder waren demnach schon in ihrem Bauch gute Lehrmeister für ihr Frau-Sein, ihre Mütterlichkeit und ihre wachsende Fähigkeit zur Empathie. Nach einer Schwangerschaft wird ja nicht nur ein Kind, sondern auch eine Mutter geboren. Eigentlich stecken wir unser ganzes Leben lang in Geburten.

Charlottes Fall ist sehr eindrucksvoll. Obwohl sich ihr Körper ab der 20. Schwangerschaftswoche mit vorzeitiger Wehentätigkeit gegen ihre Zwillingsschwangerschaft gewehrt hatte, legte sie einen weiten Weg von der assistierten Befruchtung im Labor hin zu einer zärtlichen Mutter zurück. Sie schenkte nicht nur ihren Söhnen, sondern auch allen Organen, die in ihre Schwangerschaft involviert waren, Beachtung und Berührung. Charlotte hat den Weg über die Sprache, den ich ihr zeigte, sich selbst zu eigen gemacht, ihn allein weitergelebt und ihre Babys durch einen fruchtbaren Austausch glücklich gemacht. Sie hat den Dialog im wahrsten Sinne des Wortes vom Kopf in den Bauch rutschen lassen.

5

Anleitung zum Mutter-Embryo-Dialog

»Sprich mit ihm, dem Ungeborenen!«, das ist die Aufforderung der Bindungsanalyse von Hidas und Raffai. »Sprich mit ihm, dem Ungezeugten!«, lautet meine Aufforderung besonders für Frauen, die sich einer assistierten Befruchtung unterziehen. Gehen Sie in einen frühen Dialog am Ur-Anfang der Zeugung! Der Dialog beginnt mit der noch nicht befruchteten Eizelle, also einem Baustein des Embryos, seinem Entstehungsort, dem Eierstock, sowie mit seiner ersten Heimat, der Gebärmutter. Ich bezeichne diese frühe Form des Mutter-Embryo-Dialogs als »Erweiterter Mutter-Embryo-Dialog«. Die Geburt des Kindes ist eben nicht der Anfang, die Arbeit beginnt bereits vor der Geburt des Embryos. Es wird versucht, den Leib gnädig zu stimmen für das Gelingen des Wunsches. Natürlich bietet der Mutter-Embryo-Dialog keine Garantie für eine Schwangerschaft, kann aber ihre Chance wesentlich erhöhen.

Jede Frau kann für sich allein dieses Zwiegespräch erlernen und durchführen, wenn sie sich geduldig konzentriert und den geistig-seelischen Weg zu ihrem Körper und zu ihrem Embryo finden will. Natürlich wird dies oft nicht gleich beim ersten Mal gelingen. Alles im Leben muss geübt, wiederholt und erarbeitet werden. Die Einbeziehung eines Psychotherapeuten kann möglicherweise diese Körper- oder Seelenreise durch Gespräche, hilfreiche Anleitung und aufmerksames Mitfühlen erleichtern und vertiefen. Fühlt eine Frau sich jedoch verunsichert durch Ängste, Depressionen, Zweifel oder hat sie mehrere negative Befruchtungsversuche hinter sich, ist auf jeden Fall zu empfehlen, einen Therapeuten zu Rate zu ziehen. Der Mutter-Embryo-Dialog kann auch in eine Psychotherapie integriert werden. Im Folgenden mache ich Sie mit den Einzelheiten des Dialogs vertraut.

Suchen Sie sich eine ruhige, abgeschirmte, bequeme Liegemöglichkeit. Dies kann ein Bett, ein Sofa oder ein weicher Teppich sein. Sie sollten während dieser Zeit – zirka 20 bis 30 Minuten – nicht gestört werden und möglichst nicht einschlafen. Sobald Sie sicher sind, dass Sie wirklich bequem liegen, schließen Sie die Augen, um sich von Ihrer Umgebung nicht ablenken zu lassen. Die Arme liegen neben Ihrem Körper, um zu verdeutlichen, dass es sich bei diesem Kontakt zu Ihrem Unterleib nicht um eine körperliche, sondern um eine seelische Berührung und Begegnung handelt.

Die ***erste Phase*** beginnt damit, dass Sie Ruhe und einen Hintergrund von vertrauensvoller Sicherheit spüren lernen. Sie achten darauf, wie Ihr ganzer Körper am Rücken von der Unterlage gehalten, ja getragen wird. Eine Schwangere, die ein Baby in ihrem Bauch trägt, sollte von hinten unterstützt werden. Auch im Alltag muss ihr sozusagen der Rücken freigehalten werden, sie braucht eine Rückendeckung, einen Rückhalt. Diesen bekommt sie meist von ihrem Partner, ihrer Familie oder ihrem psychosozialen Umfeld. In diesem Moment soll die Rückenlage auf Ihrer Liege dieses Gehaltenwerden vermitteln. Warten Sie also auf jeden Fall, bis Sie dieses Gefühl deutlich im Rücken spüren. Bald wird es sich fast automatisch einstellen.

Nach diesen anfänglichen Gedanken über das Getragen- und Geschütztwerden beginnt die ***zweite Phase***, die der Entspannung. Sie zu lernen, Erregung und Anspannung loszulassen, ist in dieser Phase eine wichtige Fähigkeit. Bei den Frauen herrscht in der IVF-Zeit oft ein Gefühlschaos von negativen und positiven Empfindungen. Bei Ängsten und Besorgnis werden aber ebenso wie bei übertriebener Euphorie für den Embryo ungute Hormone ausgeschüttet. Beherrschen Sie jedoch Entspannungstechniken, wie zum Beispiel das langsame und tiefe Atmen, sind Sie jederzeit – wo auch immer Sie sich befinden – gegen ungute Aufregungen gewappnet. Je mehr Sie außerdem Ihren Körper loslassen können, desto mehr freie Energien haben Sie für Ihr Innenleben.

Sie können wählen zwischen dem Autogenen Training oder der Jacobschen Progressiven Muskelrelaxation. Internet, Bücher und Hörkassetten bieten gute Anleitungen. Ich persönlich wende das Autogene Training an, weil es für Ungeübte rascher zu erlernen ist. Dabei lassen Sie Ihren ganzen Körper, beginnend vom Kopf bis hinunter zu den Zehenspitzen, schwer und warm werden. Sie sagen sich die einzelnen Körperteile im Stillen vor oder lassen sich von einer Hörkassette leiten.

Beginnen Sie mit dem Kopf. Achten Sie darauf, dass er schwer wird und locker auf das Kissen zurückfällt. Danach üben Sie, Ihre Schultern schwer und warm werden zu lassen. Es folgen die Arme, beginnend mit der rechten Seite. Dabei geben Sie sich im Geiste folgende Anweisungen: »Der rechte Arm wird ganz schwer und warm, zuerst der Oberarm, dann der Unterarm und schließlich die Hand bis zu den Fingerspitzen. Der rechte Arm ist so schwer wie Blei und wird von der Erde angezogen.« Danach kommt der linke Arm an die Reihe. Sie sagen das Gleiche für Ihre Schultern, Ihren Oberkörper und Ihr Gesäß. Es folgen dann die Beine und die Füße bis zu den Zehenspitzen, wiederum beginnend mit der rechten Seite. Lassen Sie sich genügend Zeit dafür, um tatsächlich die Schwere und die Wärme in Ihrem ganzen Körper gut zu fühlen.

Als ***dritte Phase*** folgt die Konzentration auf Ihre Atmung, eine ganz wichtige Etappe. Sie soll tief, langsam und gleichmäßig sein und hauptsächlich hinunter in den Bauch und das Becken zielen. Ihr Brustbereich bleibt ruhig. Sie achten darauf, dass Ein- und Ausatmung gleich lang sind. Dafür zählen Sie anfangs jeweils langsam bis drei oder vier. Außerdem beachten Sie bewusst die kurze Atempause. Die Atmung ist das Grundprinzip des Lebens. Solange wir atmen, leben wir und sind mit der Natur durch das Medium der Luft verbunden.

Während der Konzentration auf Ihre Atmung können Sie sich ein Bild aus der Natur vorstellen, etwa Meereswellen, die Ihrem Atemrhythmus angepasst kommen und gehen; oder aber einen Wald, ein Kornfeld, eine Wiese, wo Sie den Wind sehen können. Sie atmen tief in Ihren Unterleib hinein, das Zwerchfell wölbt sich nach unten, und Sie stellen sich dabei vor, dass der gute frische Sauerstoff direkt zu Ihrer Gebärmuter und Ihrem Embryo gelangt, die ihn nötig zum Wachsen brauchen. Den wichtigen Sauerstoff und die gute vitaminreiche Ernährung ist das, was Sie dem Embryo bewusst zur Verfügung stellen können.

Zur besseren Konzentration auf das tiefe, langsame Atmen achten Sie bitte auf das Ein- und Ausströmen der Luft in Ihrer Nase, verfolgen dessen Rhythmus, und vergessen Sie darüber Ihr Außenleben. Dann sind Ihre Energien frei für Ihr Inneres. Das langsame tiefe Atmen hat eine sofortige entspannende Wirkung. Deshalb sollte es nicht nur beim Mutter-Embryo-Dialog durchgeführt werden, sondern bei jeglicher Erregung oder Anspannung während der Einnistungszeit oder der Schwangerschaft. Es kann unbemerkt und unkompliziert in allen Situationen geschehen, gleichgültig, ob Sie sitzen, stehen oder liegen. Die langsame tiefe Atmung harmonisiert rasch das körperliche und emotionale Gleichgewicht und wird das Ungeborene beruhigen.

Nun folgt die ***vierte Phase***. Sie gehen im Geiste mit Ihren Gedanken und Ihrer inneren mentalen oder seelischen Hand von Ihrem Kopf nach unten in Ihren Körper. Verfolgen Sie den Weg vom Geburtsort der Gedanken, dem Gehirn, über den Hals, die Brust, den Magen, den Nabel bis hinunter ins Kleine Becken, wo sich Ihre inneren Geschlechtsorgane befinden. Dies sind die beiden Eierstöcke, die Eileiter und die Gebärmutter. Ihnen statten Sie einen wichtigen geistigen Besuch ab. Mit Ihren Gedanken und Ihrer inneren Vorstellungskraft versuchen Sie nun, vor Ihren inneren Augen Ihre Gebärmutter aufzusuchen und sie wie eine Person anzusprechen. Sie liegt genau in der Mitte Ihres Unterleibes oberhalb des Schambeins. Falls es Ihnen nicht möglich sein sollte, sie zu finden, legen Sie zur Hilfe kurzfristig Ihre Hände auf Ihren Unterleib, damit können Sie sich leichter orientieren. Nachdem Sie nun die Gebärmutter visualisiert haben, erkunden Sie ihre Größe, ihre Farbe, ihre Beschaffenheit. Erscheint sie Ihnen hell, lichtdurchflutet, rosa oder rot, ist dies ein Zeichen für eine gute Durchblutung, ein Hinweis für eine gesunde Aktivität.

Statten Sie der Gebärmutter einen wichtigen geistigen Besuch ab.

Nun begrüßen Sie zunächst Ihre *Gebärmutter* wie eine Person. Sie machen Gebrauch von Ihrer womöglich bisher nicht wahrgenommenen Fähigkeit, mit Ihren Organen in geistigen Kontakt zu treten. Sie sagen ihr direkt mit Worten laut oder still für sich, dass Sie sich freuen, ihr zu begegnen. Die Gebärmutter sollte ferner von Ihnen wissen, dass Sie ihre Arbeit respektieren, insbesondere die verantwortliche Mühe, die sie wohl bald vor sich hat. Sie bitten sie, die wichtige Aufgabe zu übernehmen, eine vorübergehende Heimat für Ihr gewünschtes Kind zu werden. Durch regelmäßige mentale Besuche, geduldige Gelassenheit, Zuführung von frischem Sauerstoff und allen nötigen Nahrungsmitteln werden Sie selbst Ihren Beitrag für diese Aufgabe leisten. Diese Unterstützung sollten Sie ihr zusichern.

Sollten Sie dennoch bleibende Schwierigkeiten verspüren, Ihre Gebärmutter in Ihrem Körper zu finden, können hierfür seelische Gründe in Frage kommen: Sei es, dass Sie noch keinen inneren Frieden mit ihr geschlossen haben, weil sie Ihren Wunsch nach einem Kind bisher so frustriert oder Ihnen bei der Menstruation heftige Schmerzen bereitet hat. Es kann auch sein, dass es Ihnen schwerfällt, sich selbst, auch von innen her, als Frau und zukünftige Mutter wahrzunehmen. Oder aber Sie haben in Ihrer vorgeburtlichen Zeit möglicherweise beängstigende Dinge erlebt, die in Ihrer Seele unbewusst gespeichert sind. Jederzeit können Sie sich dazu entschließen, Hilfe bei einem Psychotherapeuten zu holen.

Nach dem geistigen Kontakt mit Ihrer Gebärmutter streicheln Sie sie mit Ihrer seelischen Hand sanft einige Male über ihre Oberfläche. Anschließend bitten Sie sie um Einlass in ihr Inneres, so wie die Bindungsanalyse es lehrt. Der Eingang muss nicht immer der biologisch gegebene durch den Muttermund sein. Einige Frauen gelangen in ihrer Vorstellung von oben in sie hinein. Nun schauen Sie sich in der Imagination im Inneren der Gebärmutter um. Achten Sie dabei bitte genau auf die *Gebärmutterschleimhaut:* Welche Farbe hat sie, ist sie schön weich, dick und aufnahmebereit? Hat sie genügend Schlupflöcher oder Verstecke für die Embryonen, in denen sie sich gemütlich kuscheln können? Eine weiche Schleimhaut wurde von einigen meiner Patientinnen manchmal mit einem Fell, mit Moos oder einer Kuscheldecke verglichen. In einer Höhle könnten sich die Embryonen auch vor den Killerzellen verstecken, meinte eine andere. Beginnen Sie, mit den Zellen der Gebärmutterschleimhaut zu sprechen. Bitten Sie Ihre Gebärmutter, den langersehnten Gast, der bald zu ihr kommen wird, großzügig aufzunehmen und gut für ihn zu sorgen. Denn schließlich ist es ja ihre Aufgabe, Ihrem Kind die erste Heimat zu bieten.

Ich selbst vergleiche die elektronenmikroskopische Vergrößerung der Gebärmutterschleimhaut, die viele Vertiefungen und Vorwölbungen zeigt, mit dem Inneren einer gotischen oder romanischen Kathedrale. Beide Orte haben in diesem wunderbaren Bild etwas gemeinsam: Hier geschieht etwas Heiliges.

Nach der sorgfältigen Betrachtung der Schleimhaut von innen geht es um die zweite wichtige Aufgabe der Gebärmutter: die Feinregulation des *Immunsystems*. Unser Grundprinzip ist die Freude und die Liebe. Sie können Ihnen helfen, den Körper dabei zu überlisten, die zelluläre Fremdheit eines Embryos nicht aufzudecken. Hierfür brauchen Sie viele Ammen- oder Helferzellen und sehr wenig Killerzellen. Erinnern Sie sich: Freude und Lachen, Wohlwollen und Entspannung rufen Ammenzellen auf den Plan, um das neu entstandene Leben zu schützen – und all das entlastet das Immunsystem von Verteidigungsaufgaben. Angst, Sorge, Zwiespalt, Zweifel oder negatives Denken wecken die Killerzellen, die allgemein gegen Krankheitserreger und fremdes Gewebe kämpfen müssen.

Während Ihrer Träumerei im Inneren der Gebärmutter bitten Sie also die Ammen- oder Helferzellen, sich zahlreich für den Embryo zur Verfügung zu stellen. Den Killerzellen hingegen versuchen Sie »nahezulegen«, sich möglichst von diesem Ort zurückzuziehen, weil der bald eintreffende Gast ein zu liebender Freund und kein Feind ist. Meine Patientinnen schickten sie oftmals an andere Stellen, wo sie dringend gebraucht würden, zum Beispiel in den Hals oder zu den Bronchien, um eine Erkältung abzuwehren. Carla sah bildlich, wie sich die Ammenzellen wie ein Schwimmreifen um den Embryo legten. Als diese in ihrer Vorstellung nach seiner Ankunft den »Schwimmreifen verdoppelten«, nannte sie sie scherzhaft »Power-Ammenzellen« und diese Art von Schutz einen »Komplettschutz«. Denen müsse sie ja nicht viel erzählen, die seien ja automatisch wie eine Amme. Wenn das Kind schreie, wissen sie ja, was zu tun ist.

Nach diesen Betrachtungen und Bitten schlüpfen Sie mit Ihrem geistigen Auge wieder aus dem Gebärmutterinneren heraus, verabschieden sich und versprechen ihr, sie am nächsten Tag wieder aufzusuchen.

In einem weiteren Schritt kümmern Sie sich nun – solange noch kein Embryo in Ihrem Körper vorhanden ist – um seinen wichtigsten Baustein, die *Eizellen.* Über die Eileiter gelangen Sie gedanklich nach rechts ins Kleine Becken zu Ihrem rechten Eierstock. Sie besuchen und bedenken jeden Eierstock einzeln. Sie begrüßen ihn ähnlich wie Ihre Gebärmutter, streicheln ihn mit Ihrer inneren Hand vorsichtig und sprechen mit ihm über Ihre Freude, Respekt und Dankbarkeit. Erkunden Sie auch hier seine Beschaffenheit, Aussehen und Größe.

Sie können, falls Sie möchten, folgende Worte sagen: »Hallo, lieber rechter Eierstock! Ich freue mich, dich zu sehen und zu begrüßen, weil du in meinem Körper die wichtige Aufgabe hast, mir bei der Erfüllung meines sehnlichen Wunsches nach einem Kind zu helfen. Du hast alle Kenntnisse und Fähigkeiten in dir, meine Eizellen für die Fortpflanzung reifen zu lassen. Leider werde ich dich in der nächsten Zeit ungeheuer beanspruchen und belasten, damit du im Gegensatz zu sonst eine kaum denkbar große Menge an Follikeln mit reifen Eizellen produzierst, wozu ich dich mit vielen Hormonen ›hochjubeln‹ muss. Ich bitte dich um Verzeihung für diese immense Belastung. Aber ich verspreche dir im Gegenzug, dich zu achten, dich täglich zu besuchen, dir viel Gutes zukommen und dich danach wieder völlig ausruhen zu lassen. Danke, dass du mir und meinem Mann hilfst, unseren Wunsch nach einem gemeinsamen Kind und damit auch deine eigentliche Aufgabe zu erfüllen!«

Nach einem freundlichen Verabschieden wenden Sie sich nun dem linken Eierstock zu, mit dem Sie ein ähnliches Kontaktgespräch in der Stille wiederholen.

Zur Zeit vor der Ankunft des Embryos ist damit Ihre Aufgabe beendet. Sie ziehen allmählich mit den Gedanken und der seelischen Hand über den Körper hinweg wieder zurück in den Kopf. Dann strecken Sie die Arme und Beine, atmen noch einmal kräftig durch und öffnen langsam die Augen. Sie werden erstaunt sein, wie anders Sie sich fühlen! Alle meine Patienten waren beglückt, entspannt und voller Staunen über die neu entdeckte Welt in ihrem Inneren. »Wie Alice im Wunderland« hat sich beispielsweise Helga gefühlt.

Diese Erfahrung können Sie nun, wenn möglich, täglich haben. Und sie wird nach dem Embryotransfer noch intensiver. An diesem besonderen Tag voller Glück und Aufregung ist diese ruhige, entspannte Innenschau und die herzliche Begrüßung Ihres Embryos sehr bedeutsam. Meist sehen Sie Ihr »Kleines« bereits auf dem Bildschirm. Schauen Sie auf seine wunderbare Struktur und erwarten Sie seine Ankunft dankbar in Ihrem Körper.

Begrüßen Sie es zunächst mit Ihrem Partner, dem zukünftigen Papa, gemeinsam in seiner neuen, warmen »Gaststube«. Wenn Sie dann die Möglichkeit zum Alleinsein und zur Stille haben, führen Sie den Mutter-Embryo-Dialog vollständig durch, denn nun ist Ihr potenzielles Kind real in Ihnen vorhanden – das Kind, das schon lange vorher in Ihren Gedanken existiert. Gönnen Sie sich möglichst bald und ausreichend Zeit, Lust und Innigkeit, Ihre eigene Alice-im-Wunderland-Reise in Ihr Körperinneres zu genießen. *Die nächsten ein bis fünf Tage sind ausschlaggebend.* Jetzt ist Konzentration nötig, denn in dieser Zeit geschieht die Einnistung. Nur wenige Tage entscheiden über das Annehmen oder die Verwerfung des Embryos.

Wie üblich, gehen Sie bitte mit Ihren Gedanken und Ihrer seelischen Hand durch Ihren Körper zur Gebärmutter, die Sie respektvoll und freundlich begrüßen, streicheln und um Einlass bitten. In Ihrem Inneren versuchen Sie, Ihren Embryo mit Ihrem inneren Auge zu entdecken, zu visualisieren. Heißen Sie ihn mit lachendem Auge willkommen, streicheln Sie ihn mit Ihrer inneren Hand und geben Sie ihm einen ersten Namen. Oft sind es Namen, die aus Ihrem Unbewussten auftauchen, wie »mein Kleines, mein Baby, mein Schatz, mein Zwerg, mein Gast, mein Bällchen, Krümel, Wunschpünktchen oder einfach A und B«. Manchmal tut es gut, das potenzielle oder später das werdende Kind in der Fantasie in die eigene Hand, später auf den Arm zu nehmen. Dann scheint das im Unterleib sitzende Kind nicht so weit weg von der Mutter zu sein.

Sind es zwei Embryonen, brauchen Sie zwei Namen und sollten jeden einzeln bedenken. Sprechen Sie seine/ihre Seele an. In einem stillen Gespräch sagen Sie zum Beispiel: »Hallo, mein kleiner Schatz, jetzt bist du endlich bei mir. Ich freue mich, dich zu begrüßen und danke dir, dass du zu mir kommst. Ich hoffe, dass du dich bei mir wohlfühlst, gern bei mir bleibst und dich festhalten kannst. Mache es dir gemütlich, kuschele dich ein, hab keine Angst! Noch bist du unerkannt, doch ich werde dich erkennen und kennenlernen. Du bist mein lieber Gast, ich habe alles für dich vorbereitet. Nimm dir, was du brauchst. Ich versorge dich mit frischem Sauerstoff und guten Nahrungsmitteln. Ich schicke dir viele Ammenzellen, die dich schützen und betreuen und die Killer- oder Soldatenzellen fernhalten sollen. Sie sind hier überflüssig. Du bist tüchtig und geduldig, und ich habe dich sehr lieb. Und dein Papa auch.«

Stellen Sie sich und Ihr Kind unter eine geistige Lichtdusche und führen Sie sich Wärme zu, das erhöht die Energie. Sie werden spüren, dass die Liebe zu Ihnen zurückkommt. Dies wird Sie positiv stimulieren. Haben Sie den Embryo geistig in der Hand oder auf dem Arm gehalten, legen Sie ihn nun wieder in den schönen Gebärmutterraum zurück. Decken Sie das Kind mit einem tief empfundenen, umfassenden Frieden zu. Das harmonisiert das gesamte Geschehen, weil der Embryo nun in Frieden und Ruhe alles Nötige entwickeln kann. Falls Sie religiös denken, stellen Sie sich einfach einen himmlischen Frieden vor.

Handelte es sich um eine Befruchtung außerhalb des Mutterleibes, erzählen Sie Ihrem Embryo, dass er nach der langen Reise draußen nun in Ihren Körper gehört und in seiner Heimat angekommen ist. Der Umweg, den er gehen musste, war notwendig für sein Entstehen. Ab jetzt kann er aber ungestört sein.

Am Abend nach dem Transfer können Sie mit Ihrem Partner gemeinsam seine Ankunft mit einem schönen Ritual feiern.

Der Fantasie sind hier keine Grenzen gesetzt. Jede Frau kann sagen und tun, was ihr wichtig und richtig erscheint. Lautes oder stilles, »volles Sprechen« entsprechend der auftauchenden Gedanken schafft Bindung und Verbindung, Vertrauen, Einfühlung und Liebe. Sie sollten sich jetzt nicht scheuen, diese Worte zu denken oder zu sagen. Berücksichtigen Sie also nicht nur den sicherlich notwendigen Merkzettel mit den vielen Verboten, den Ihnen das Kinderwunschzentrum ausgehändigt hat. Dort sind aber, wie meine Patientinnen sagten, alle schönen lustvollen Dinge verboten wie Geschlechtsverkehr, ein warmes Bad, längere körperliche Bewegung usw. Über das Verbot eines baldigen Geschlechtsverkehrs sind sich die Gynäkologen aber inzwischen nicht mehr einig. Einige Frauenärzte empfehlen ihn sogar danach oder am nächsten Tag, da die Samenflüssigkeit die Einnistung des Embryos fördere. Tun Sie einfach in Maßen das, was Ihnen selbst sinnvoll und lustvoll erscheint.

Der Fantasie sind beim Mutter-Embryo-Dialog keine Grenzen gesetzt.

Führen Sie den erweiterten Mutter-Embryo Dialog einmal am Tag durch. Die Wiederholung fördert seine positive Wirkung. Er ist gerade in diesen wichtigen Tagen eine Möglichkeit, ein konstruktives und entspanntes Sein zu fühlen. Das Zwiegespräch mit Ihrem potenziellen Kind wird Ihnen Ruhe und Zuversicht geben. Zögern Sie nicht, sich voll einzulassen – es ist vielmehr Ihre Chance! Auf diese kreative Weise können Sie sich sogar an einem assistierten Fortpflanzungsprozess beteiligen. Angst ist der schlechteste Ratgeber und das Gegenteil von Liebe. Sie schadet Ihrer Seele und hat aufgrund einer schädlichen Hormonausschüttung eine negative Auswirkung auf Ihr zukünftiges Baby.

Der Mutter-Embryo-Dialog macht mit uns und dem Embryo eine Veränderung und damit eine Ver-Anderung (Das Wortspiel stammt von dem Psychoanalytiker Michael Buchholz). Wir werden ein anderer durch dieses Zwiegespräch, nämlich eine seelisch potenzielle Mutter, und der Embryo wird ein anderer, nämlich unser seelisch anerkanntes, potenzielles Kind. Von der Potenz zur inneren Realisierung – der hoffentlich auch die äußere Realisierung, die Schwangerschaft, folgt. Sich selbst zu erlauben, ohne Gewissheit guter Hoffnung zu sein, ist die Quintessenz des Mutter-Embryo-Dialogs – eigentlich ein allgemeines Prinzip für ein glückliches Leben.

Frauen, die ihre Kinder spontan empfangen, können den gleichen Dialog zunächst mit ihren Organen und dann mit ihrem möglichen Embryo durchführen. Er wird auch ihnen guttun, um sich innerlich ruhig und gelassen auf eine Schwangerschaft einzustellen und diese in ihrem Gemüt vorzubereiten.

Beginnen Sie mit dem Mutter-Embryo-Dialog rechtzeitig, bei der assistierten Befruchtung möglichst schon im Vorzyklus. Entspannung, Geduld, emotionale Offenheit und Hingabe entwickeln sich nicht innerhalb von einigen Tagen. Unser Geist und unser Körper müssen sich an die Vorfreude gewöhnen. Wenn der Gast bereits an die Tür klopft, ist es zu spät für Vorbereitungen. Er möchte gerne ein sicheres, einladendes Haus vorfinden. Bei dieser Übung lernen Sie auch die Grenzen Ihrer Kontrolle und Ihrer Allmacht anzuerkennen. Denn die Bitte an den Embryo, bei Ihnen zu bleiben, ist nur eine Einladung und keine Aufforderung, es ist nur ein Wunsch und keine Bestellung. So können Sie Ihren Körper mental ertasten, weg vom mechanistischen Denken hin zur Lebendigkeit. Dadurch verwandeln Sie Ihren Unterleib durch Ihre Gefühle von einem Brutkasten in eine aufnehmende Gebär-Mutter. Auch wenn Sie Ihren Embryo in den nächsten Tagen noch nicht sehen können, werden Sie ihn mit Hilfe Ihrer liebevollen Verbundenheit sicher spüren.

6

Fälle aus meiner Praxis – neun Frauen erzählen

Fälle aus der eigenen Praxis interessieren den Leser oder die Leserin immer ganz besonders. Denn durch sie bekommen sie einerseits einen Einblick in das sonst unausgesprochene und verborgene Seelenleben anderer Menschen – ein geheimes Land, das sie mit neugierigem Interesse betreten. Zweitens versteht man durch den anderen erst sich selbst. Nur im Spiegel eines anderen kann man sich selbst erkennen, in der Differenz oder Gleichheit zu ihm sich orten und seinen eigenen Platz entdecken. Zuletzt erfährt man auch viel Wissenswertes, neue Einstellungen, die man vorher noch nicht bedacht hat und die uns neue Pforten öffnen können. Ich berichte hier über ganz unterschiedliche Frauen, die den Kampf um ein eigenes Kind mutig aufgenommen haben.

1. Das innere Schwangerschaftsteam in Höchstform

Dora, ein Zwilling, deren eineiige Schwester bis zur Geburt unentdeckt einige Minuten nach ihr geboren wird, hat vor einigen Jahren schon ein Kind spontan empfangen. Es war eine vierzigstündige schwere Geburt, die mit einem Kaiserschnitt endete. Sie hat viel Freude an ihrem Kind und kämpft seit längerem um ein zweites. Ihre Zwillingsschwester hat ebenfalls zwei Kinder. Es folgen eine Fehlgeburt und zwei Eileiter-Schwangerschaften in beiden Eileitern. Ab diesem Zeitpunkt ist sie auf Befruchtungen außerhalb des Mutterleibes angewiesen. Doch vier Versuche blieben erfolglos. Ihre Regel tritt aufgrund eines polycystischen Ovars spontan nur dreimal im Jahr ein. Nach insgesamt sieben erfolglosen Schwangerschaftsversuchen schickt sie der Gynäkologe nun zu mir.

Inzwischen vertraue sie ihrem Körper nur noch wenig, wenn er ein Kind wieder gehen lasse, zwei falsch platziere und vier nicht annehme, sagt sie. Mit Hilfe des Mutter-Embryo-Dialogs vier Wochen vor dem IVF-Zyklus versuchen wir, ihr Vertrauen in ihren Körper wieder aufzubauen und die für sie unangenehme und unnatürliche künstliche Befruchtung entspannt und menschlich zu gestalten. Das erste Gespräch mit ihren inneren Organen, der Gebärmutter und den Eierstöcken, kostet sie totale Überwindung, danach aber hat sie ein angenehmes, leichtes Gefühl und muss sogar darüber schmunzeln. Zum ersten Mal lernt sie schätzen, was von ihrem Körper geleistet wird. Ab jetzt macht sie den Mutter-Embryo-Dialog täglich allein ausführlich zu Hause und hat mittlerweile gute Gespräche in ihrem Körper. Öfters fügt sie für die Eierstöcke hinzu: »Wenn es euch recht ist.« Sie sagt ihnen, dass ihr eine hochwertige Eizelle reiche, dass ihr Qualität wichtiger sei als Quantität und dass sie mit ihnen auf eine gute Zusammenarbeit hoffe.

Sie träumt, es stehe fest, dass sie noch einmal schwanger werde. Daraufhin habe sie mitten in der Nacht um 3.00 Uhr leise einen Dialog mit den zwei verpassten Schwangerschaften geführt. Bei der jetzt kommenden Befruchtung freut sie sich zum ersten Mal auf diese neue Chance. Das Ergebnis ist ihr plötzlich gar nicht mehr so wichtig. Sie habe den Druck herausgenommen, wie sie sagt, und sich mit dem Leben zu dritt arrangiert: »Es ist, wie es ist, wenn es ist!«

Inzwischen verändert sie auch ihren Mutter-Embryo-Dialog. Das Bisherige sei ihr viel zu technisch, nur mit den Organen zu reden. Sie habe schon zu viele Abbildungen von ihren inneren Organen bei den Ärzten gesehen. Jedes Organ, mit Ausnahme der Gebärmutter, habe einen lieblosen funktionellen Namen. Stattdessen hat sie sich nun Bilder dazu gebastelt und sich Figuren zu den Organen ausgedacht. Da sie sowieso mit ihnen wie mit einer Person redet, hat sie sich diese gleich als Personen vorgestellt. Eigentlich soll es ja ein lustvolles Erlebnis sein, ein Kind zu bekommen. Aber bei der künstlichen Befruchtung solle sie wie eine Maschine funktionieren. Das ginge nicht, frustriere sie und mache keinen Spaß. Und es habe ja auch keinen Erfolg gebracht. Sie selber bleibe dabei auf der Strecke. Sie müsse die Medikamente auf die Minute genau nehmen und komme sich einfach gehetzt vor.

Die Gebärmutter ist für sie wie eine weißhaarige freundliche Großmutter mit einem weißen Tuch bekleidet, wie eine liebe Oma mit Dutt und einem ganz freundlichen Gesicht. Sie hält ihre Arme ausgebreitet, um die Embryonen in ihren

Armen zu empfangen. Rings um die Embryonen stehen kleine Menschen mit dem Rücken zu ihnen und halten alles ab, was die innere Dreisamkeit und das Dreierglück angreift – die Ammenzellen. Da die Eierstöcke kurzzeitig angelöchert werden, stellt Dora sie sich als zwei ziemlich hagere, strenge, pflichtbewusste Damen vor, die viel aushalten und funktionieren müssen. Die Schilddrüse ist für Dora ein kleiner glatzköpfiger Mann. Irgendwann habe sie dann alle Personen an einen Tisch gesetzt. Es waren zirka zehn Personen, mit der Schilddrüse, der Gebärmutter, zwei Eileitern, zwei Eierstöcken, zwei Embryonen, sich selbst und den Helferzellen. Am Tisch war ziemlich viel los. Sie haben gemeinsam einen Plan geschmiedet. Dora hat alle aufgefordert, ihr Bestes zu geben, wofür sie ja eigentlich da sind. In dieser Sitzung lag sie sehr lange im stillen Gespräch mit ihnen zu Hause, zirka eine Stunde lang.

Am Tag der Punktion erlebt sie im Mutter-Embryo-Dialog Folgendes: Die Gebärmutter ist eine kleine alte Frau, kugelig, mollig, hat ein ganz freundliches Gesicht und streckt ihr die Hände entgegen. Es ist ein herzliches Entgegenkommen. Sie nehmen sich beide an die Hände und umarmen sich zum Schluss. Es ist ein gemütliches Bett, die Herberge ist vorbereitet für den Empfang der Embryonen. Jetzt spricht sie die Gebärmutter an, damit diese wisse, dass die Eizellen außerhalb befruchtet worden seien und sie die Embryonen in die Arme bekommen wird. Dora bittet sie, sie zu beschützen. Sie seien ein Teil von ihr und ihrem Mann, sie seien sehr erwünscht, und dafür brauche sie ihre Hilfe. Es würde sicherlich auch mal ein Angriff von den Killerzellen kommen, da brauche sie den Schutz der Gebärmutter. Die Embryonen liegen noch im Labor, aber sie hat ein Kind eingeladen, zu ihnen zu kommen, wenn es sie dafür würdig hält. Sie werden es lieb haben, es bekäme auch einen lieben Bruder. Aber sie nehme natürlich auch zwei. Jetzt seien sie alle zusammen ein gutes Team, pflichtbewusst und vorbereitet auf eine gute Zusammenarbeit. Nach dieser anstrengenden Aufgabe wird sie wieder ganz nett und liebevoll zu allen sein.

Am Tag des Embryo-Transfers liegt während des Dialogs ihr Inneres in einem strahlenden Licht. Dora redet wieder mit ihrer Gebärmutter, der alten Frau, die heute sehr nervös ist, weil sie jetzt eine Aufgabe hat. Sie benimmt sich wie eine Oma, die Besuch bekommt und alles richtig machen will. Dora sagt zu ihr: »Liebe Gebärmutter, du brauchst nicht nervös zu sein, du hast es ja schon einmal gekonnt. Kümmere dich um meine Embryonen, nimm sie an, such ihnen ein schönes Plätzchen, deck sie gut zu, pass auf sie auf, dann wird schon alles gut werden.« Ihren zwei Embryonen gibt sie liebevolle Namen. Sie begrüßt sie ganz herzlich, drückt ihre Freude aus und heißt sie willkommen. Sie freue sich, wenn sie sie in ein paar Monaten auf den Arm nehmen dürfe und sie vorher schon spüre. Sie habe schon so lange auf sie gewartet. Die Ammenzellen bilden nun einen Ring um die Embryonen und wehren alles ab, was von außen Schlechtes kommen kann. Sie fühle sich ganz ruhig und freue sich.

Die nächsten 14 Tage fühlt sich Dora tatsächlich ganz ruhig und freut sich auf eine schöne Zeit. Kurz nach dem positiven Schwangerschaftstest erfährt sie, dass beide Embryonen bei ihr geblieben sind. Sie ist stolz und glücklich, mit Zwillingen schwanger zu sein. Ihre zwei Kinder entwickeln sich gut. Trotz leichter Blutungen aufgrund des schnellen Wachstums der Gebärmutter sind beide gesund und wachsen. Für jeden Tag ist sie dankbar, an dem nichts Schlimmes passiert. Bei einem Mutter-Embryo-Dialog in der achten Schwangerschaftswoche fühlt sie ihre Gebärmutter sehr lebendig. Beide Embryonen liegen übereinander. Um den unteren macht sie sich mehr Sorgen, weil er näher am Ausgang liegt. Aber die Helferzellen passen gut auf und haben alles im Griff.

Dora sagt, ihr sei von Anfang an klar gewesen, dass es zwei Kinder sein würden. Sie fühle sich ruhig, zufrieden und denke freudig an die kommende Zeit. Dora konnte mit ihrer reichhaltigen Fantasie das Instrument der IVF für sich kreativ und lustvoll nutzen, indem sie alle ihre Kräfte für die Empfängnis ihrer Zwillinge geistig bündelte.

2. Wie ein rosa Gecko am Fließband

Laut Jacques Derrida wird die Gastfreundschaft auch einem Fremden gewährt, sei dieser nun Freund oder Feind. Doch käme ein Parasit, der sich heimlich eingeschlichen habe, dürfe der wieder vertrieben werden. Empfindet eine Frau ihren Embryo im bewussten oder unbewussten Erleben als feindlich, kann sie ihm deswegen die Gastfreundschaft verweigern. Er darf sich nicht festsetzen und sich wohlig in der Gebärmutter einrichten. Für Sylvia bedeutet der bewusst ersehnte Embryo unbewusst eine Art Parasit, der auf Kosten ihres Lebens, ihrer Freiheit und ihrer Unversehrtheit bei ihr Einzug halten will.

Nach sechs negativen künstlichen Befruchtungen landet Sylvia in meiner Sprechstunde. Erst mit 37 Jahren hat sie ihren Kinderwunsch »entdeckt«, obwohl sie schon fast 20 Jahre mit ihrem Mann zusammenlebt und ihn sehr liebt. Auf die Frage, warum sie sich jetzt ein Kind wünsche, antwortet sie mir, dass dies gut in ihre Berufsplanung passe und ein Kind für einen exemplarischen Lebenslauf dazugehöre. Bis vor drei Jahren sei nur der Beruf und ihre Leistungsfähigkeit für sie wichtig gewesen. Dort habe sie das, was zu ihr passt: nämlich Kontakt mit Menschen, fremde Sprachen und andere Kulturen.

Ihre Mutter legte in Sylvias Kindheit großen Wert auf den Besuch des Gymnasiums und das Studium. Sie selbst hatte drei Kinder großgezogen und war nicht mehr in den Beruf hineingekommen: »Einmal draußen, immer draußen!« Ihr Vater verlangte von ihrer Mutter, dass sie keine Rabenmutter ist und bei den Kindern blieb. Sie ist unzufrieden und unglücklich, dick, einsam und krank gewesen. Aus mangelndem Selbstbewusstsein hatte sie sich eingekapselt und ist mit 46 Jahren an Magenkrebs gestorben. Wenn Mutter wütend war, sagte sie zu ihren drei Kindern: »Schafft euch Kinder an, dann habt ihr mehr vom Leben!« Oder: »Kinder sind sowieso ein durchlaufender Posten.« Mutters Geburten waren lang, schwer und schmerzhaft. Sie wurde geohrfeigt, weil sie sich nicht so anstellen sollte. Sie hatte keine Pause, keinen Sonntag, keinen Urlaub. Der nächtliche Schlafentzug, als die Kinder klein waren, war für sie wie eine Folter.

Es wird klar, dass Sylvia, ohne es zu wissen, noch in ihren alten Strukturen und kindlichen Vorstellungen verhaftet ist und unbewusst eine große Angst vor eigenen Kindern hat, vor Schmerzen, Schlafentzug, Körperverletzung und Freiheitsberaubung. Als Teenager hatte sie zu viele frustrierte Hausfrauen erlebt.

Ihre Träume zeigen entsprechende Horrorszenarien. In einem Traum geht sie in einem Tierpark spazieren und sieht einen Bären im Gehege, der hinter der Betonmauer wie ein lustiger netter Teddybär aussieht. Doch dann entdeckt sie auch die Drahtställe nebenan, aus denen das Futter für die Bären herkommt. Dort liegen Pferdekeulen, aber auch lebende Pferde halten sich dort auf. Sylvia regt sich im Traum auf und fragt sich, ob die Pferde keine Schmerzen haben, wenn sie verfüttert werden. Diesen gewalttätigen Akt, schmerzhaft und wehrlos aufgefressen zu werden, sieht sie unbewusst in der Mutter-Kind-Beziehung. Ihre Ängste, von Kindern, die zunächst nett und harmlos wie ein Teddybär wirken, verbraucht und aufgefressen zu werden, seien irrational, sagt sie, aber sie spürt, dass diese Angst eine Schwangerschaft bei ihr verhindert. Meiner Vermutung nach hat sie sich selbst als Kind wohl auch wie der Bär gefühlt, der im Traum die Pferde frisst. Diese symbolisieren in ihrem Unbewussten die von ihr gequälte Mutter. Deshalb können auch unbewusste Schuldgefühle der Mutter gegenüber ein eigenes Glück mit Kindern zu verhindern trachten. In einem anderen Alptraum versank die Welt in dreckigem Wasser. Ihr Mann und sie konnten sich zwar auf ein Kreuzfahrtschiff retten, aber sie wussten, dass es nie mehr neues Trinkwasser und neue Nahrung geben würde. Dazu fiel ihr ein, dass es wie bei der Arche Noah zu viele Leute auf dem Schiff gab. Ob dies das Ende ihrer Fruchtbarkeit bedeute, fragt sie mich verängstigt.

Ein letzter Traum zu diesem Thema hat noch einmal ein düsteres Bild von der technischen Zeugung entwickelt: In einer großen Fabrikhalle liegt auf einem Tisch eingesperrt in einem Kasten ein rosa Gecko-Salamander, der mit seinem

Mund eine Qualitätskontrolle übernehmen muss. Er muss mit Mustern verzierte ausgestochene Holzmodel in den Mund nehmen, um deren Richtigkeit zu überprüfen. Im Traum hat sie tiefes Mitleid mit diesem Lebewesen, das wie in einem Gefängnis am Fließband Akkordarbeit leisten muss. Nur manchmal bekommt er eine überdimensional große Zitronenscheibe zwischendurch als Fressen. – Sie weiß nicht, ob der Gecko sie selbst oder den technisch erzeugten Embryo repräsentiert, der ja ebenfalls einer Qualitätskontrolle unterliegt. Da sie mit ihrem potenziellen Kind identifiziert ist, ist dies sicherlich ein Symbol für beide. Der Gecko hat mit seinem großen Kopf und seinen großen Augen ein eindeutiges Kindchen-Schema. Und ihre Mutter hat ja ebenso wie der Gecko ohne Pause am Fließband gearbeitet, zweifellos kein beneidenswerter Job.

Doch es ist gut und wichtig, dass in Sylvias Therapie nun alle Ängste hochkommen dürfen, sie fühlt sich dadurch auch befreit. Allmählich erinnert sie sich auch an schöne Kindheitserlebnisse wie Spaziergänge mit ihrem geliebten Dackel, an häusliche Faschingspartys, Geburtstagsfeiern und liebevolle Zärtlichkeiten. Sie beginnt, ihre Neffen, die Söhne ihres Bruders, immer mehr zu lieben und viel Zeit mit ihnen zu verbringen. Inzwischen ist ihr Bild von Kindern nicht mehr von diesen alptraumähnlichen Fantasien belastet. Es folgen nun schöne Träume, in denen sie hellgrüne Kastanien sammelt und mit ihren Neffen tanzt. Im nächsten Traum schickt sie sich an, ein altes Haus mit großen Räumen zu renovieren, was wohl für die »Renovierung« und Neugestaltung ihres Körpers steht. Leider aber ist sie nicht mehr ganz so jung, sondern ein »altes Haus« mit großen Räumen, die für viel Entwicklungspotenzial stehen. Deswegen will sie auch nicht aufgeben und unternimmt nach einigen Monaten Psychotherapie einen weiteren Versuch. Bisher habe sie nie so genau hingeschaut bei den IVF-Versuchen, sagt sie, sondern sofort verdrängt, was passiert ist. Früher sei sie taub gewesen, aber jetzt spüre sie etwas. Bisher habe sie sich die Freude versagt, verbissen, weil es ja doch nie sicher mit dem Kind gewesen sei.

Im letzten Versuch, der von den Mutter-Embryo-Dialogen begleitet wird, spürt sie zum ersten Mal so etwas wie Wärme und einen echten Wunsch nach Kindern. Als sie den Embryo dieses Mal auf dem Bildschirm sieht, ist sie so gerührt, dass sie weinen muss. »Ich schäme mich aber dafür, dem Doktor was vorzuheulen.« Im Traum betrachtet sie die Ergebnisse eines Erdbebens, wahrscheinlich die neuen, sie erschütternden Gefühle bei der IVF, die sie nun erstmalig zulassen kann. Ihr ist kein Erfolg beschieden, aber sie will weiterkämpfen. Der Ausgang ist in ihrem höheren Alter ungewiss, jedoch hat sie durch die Zeit des intensiven Sprechens und ihres Sich-Einlassens auf einen anderen Menschen an Lebensintensität und Freude gewonnen, auch wenn sie ohne eigene Kinder bleiben müsste.

Sylvias Verwandlung von einer eher harten, eigenen Kindern gegenüber unschlüssigen Person zu einer weichen Frau mit mütterlichen Zügen war eine freudige Überraschung für uns. Sie konnte jetzt von der Vorstellung einer nur frustrierenden Mutterfigur Abstand nehmen und zu einer eigenen Mütterlichkeit finden, ohne bis jetzt selbst Mutter zu sein.

3. Mama, sprich mit mir!

Dagmar, eine Technikerin Mitte 30, ist ein wunderbares Beispiel dafür, wie eine Frau, die Mutter werden will, bereits vor ihrer Schwangerschaft mit ihrem Fötus spricht und der Fötus mit ihr. Dies geschieht in einem Traum während ihrer Psychotherapie: Dagmar steht unten an einem Abhang. Plötzlich kommen viele Kinder heruntergekullert, denn das sei die Art, wie man seine Kinder kriegt. Es sind alles kleine, süße, lebendige, schwarze Kinder mit Kraushaaren. Man sagt ihr, sie würde ihr Kind schon erkennen. Dann ist sie enttäuscht, als das ihre kommt. Es ist eiförmig und besteht nur aus einem Gesicht. Es bleibt vor ihr liegen und sagt zu ihr: »Ja, dazu musst du jetzt stehen!« Dagmar antwortet ein bisschen frech: »Ich kann ja auch stehen, im Gegensatz zu dir!«

Vor der Therapie bei mir waren bei ihr zwei IVF-Versuche fehlgeschlagen, während derer sie Panikzustände erlebt hatte. Wegen zwei verschlossenen Eileitern kann sie nicht spontan empfangen, was sie dennoch als ihre Schuld erlebt. Sie schämt und entwertet sich, weil sie keine Kinder kriegen kann. Sie sei sozusagen falsch gebaut für eine so natürliche Sache, sagt sie – ein Blindgänger in der Evolution. Wenn sie nicht empfängt, sei ihr körperliches Dasein nutzlos. In diesem mechanistischen, männlich bestimmten Weltbild sei sie dann eine Sackgasse in der Verzweigung der Generationen. Quasi ein Nachhilfefall, aber nicht einmal damit hätte es geklappt! Zunächst habe sie die Kinderlosigkeit als Schicksal angesehen. Doch jetzt trotz IVF vor geschlossenen Türen zu stehen, sei für sie ein Schock. Sie fürchtet, dass sie mit ihren Embryonen »Zerstörungsarbeit« geleistet hätte.

Zu ihrem Traum von der futuristischen Begegnung mit ihrem eigenen Kind fällt Dagmar ein, wie neidisch sie schon als Dreijährige auf ihre älteren Brüder war, die im Stehen pinkeln konnten. Das habe sie dann auch immer nachgemacht. Dieser Traum zeigt also auch ein inneres Bild von Dagmar selbst. Sie nimmt sich aus ihrer kindlichen Sicht eher unterentwickelt wahr wie ein Ei, ohne Hände und Füße, ein Mädchen, unvollständig ohne Penis im Gegensatz zu ihren Brüdern. Insofern kann sie sich schwer als eine Person mit eigenen Rechten sehen, sondern fühlt sich in ihrem Wert abhängig von ihrer weiblichen Fähigkeit, Kinder zu zeugen. Sie kommt sich eher wie eine Kombination aus Mann und Frau vor, in ihrem Leben hätten sich weibliche und männliche Phasen abgewechselt. So habe sie mit Hilfe einer Magersucht in der Pubertät wieder einen männlichen Körper bekommen. Seit dieser Zeit sei sie in ihren Träumen immer von einem männlichen Traumbegleiter beschützt und an die Hand genommen worden. Auch bei ihrem männlichen Beruf als Techniker habe sie sich beide Optionen offen gehalten. Aber das Frau- und Muttersein sei die Krönung, denn dann wäre sie endlich beides gleichzeitig.

Kinderkriegen ist für sie also eine Leistung, die sie dringend erbringen muss, nicht nur für die eigene Anerkennung, sondern auch, um ihren Mann zu halten und ihre Lebenspläne nicht ins Leere laufen zu lassen. Vielleicht sei es doch einfach die beste Lösung, geschlechtslos zu sein, meint sie. Dagmar schwankt also noch zwischen dem Wunsch, Mann, Frau oder Neutrum zu sein.

Doch das Nicht-Mutter-Sein hätte weitreichende Folgen, davon ist sie überzeugt: Denn sie hätte dann niemanden, den sie verpflichten kann, sie zu lieben. Auch ihr Mann könne sie dann wohl nicht mehr lieben. Und sie mutmaßt, dass sie sich auch gesellschaftlichen Angriffen aussetzen würde: Karriere statt Kind. Außerdem wäre es ein anstrengendes Projekt der Umorientierung, ihr ganzes Leben neu zu planen und zu überdenken. Und was bedeutet das Muttersein? Verändert ein Kind ihre Person, macht es sie endlich zu einer Erwachsenen? Soll sie endgültig ihr Dogma aufgeben, der »tollste Mann« zu sein? Während der Therapie haben wir einige Monate Zeit, ihre weibliche Seite aufzubauen und ihre ängstlichen Schrecken der bisherigen Kinderwunsch-Behandlungen zu verringern. Ganz allmählich kommt sie von der »Kinderwunsch-Verkrampfung« los.

Die früheren IVF-Behandlungen hatte Dagmar als reine Qual erlebt, ein Sich-Hineinsteigern in eine Negativspirale. Nach dem Einsetzen des Embryos bei den ersten zwei Versuchen war sie übertrieben auf ihren Unterleib fixiert gewesen und hatte sich völlig unnatürlich benommen, wie sie sagt. Von allen Lebensreizen abgeschirmt habe sie keinen Spaß gehabt, jeden Schritt bedacht, sei nicht schwimmen gegangen. Das Café war verboten aus Angst vor einer »verseuchten Toilette«. Sie habe nichts falsch machen wollen, um sich keine Vorwürfe zu machen. Eine große Angst sei gewesen, den Embryo zu zerstören. Er sei ihr ja völlig ausgeliefert. Bekomme er von ihr zu wenig Nahrung, könne er ja nicht zu McDonald's fahren und sich dort das Essen holen. Sie habe bei den Befruchtungsversuchen etwas »Irrsinniges« gefühlt. 24 Stunden am Tag war sie ununterbrochen damit beschäftigt gewesen, die richtige Umgebung für den Embryo zu schaffen und sich gesund zu halten. Ihr Gefühl war: »Nur wenn ich alles Nötige tue, schenkt Gott mir gnädig den Rest. Wenn ich versage, kann Gott nichts tun.« Die Schuld wäre also kleiner, wenn sie gar nicht schwanger werden würde. Dann habe sie nur einem Zellhaufen etwas angetan, der sowieso noch nicht gelebt hat. Wenn sie sich erst darauf freue, meint Dagmar, würde ihre Schuld viel schlimmer. »Den kleinsten Schimmer von guter Hoffnung habe ich weggezweifelt.« Der negative Schwangerschaftstest sei eine blitzartige Erleichterung gewesen. Denn wie soll sie erst eine Schwangerschaft überstehen, deretwegen sie schon vorher jahrelang zittert? Alles wäre leichter gewesen, wenn sie einfach hätte traurig sein können. Dann würde man eben nicht »verrückt im Kopf« geworden sein wie sie.

Sechs Monate nach Therapiebeginn bereiten wir die IVF mit Hilfe des Mutter-Embryo-Dialogs vor. Dagmar hat inzwischen eine gewisse Weiblichkeit entwickelt. Sie kann jetzt das Männliche und das Weibliche in ihrem Körper differenzieren: Das Männliche, die Hektik des Tagesgeschäfts, sitzt oben in der Brust. Das Weibliche dagegen, das Langsamkeit und Muße besitzt, befindet sich im Unterleib. Bei der Entnahme der Eizellen hat sie insgesamt ein positives Gefühl, nur den traurigen Gedanken, dass »ich jetzt von meinen Eiern entfremdet bin, die ich so behütet in mir habe aufwachsen lassen, wie wenn ein Angehöriger verreist und man hat keine Ahnung, wie es dort ist«. Nach dem ersten Mutter-Embryo-Dialog fühlt sie sich wohl, obwohl ihr die Selbstsuggestion unheimlich sei. Nach der Rückführung der Embryonen in ihre Gebärmutter stellt sie sich zunächst vor, es sei alles viel zu groß für diese winzigen Teilchen. Jetzt aber säßen sie in einer Nische, wie in einem großen Schloss, in einer Decke auf dem Sofa. Die Nische wächst mit, es ist kuschelig und elastisch. Die Vorstellung, zwei neue Leben zu beherbergen, macht sie ganz glücklich wie ein Vorgriff auf die Freude, wenn die Kinder da sind. Diese Idee durchströmt sie mit Wärme. Das Weibliche in ihr ist nun eine Quelle des Glücksgefühls und der Wärme, sagt sie. Es ist langfristiger, erdverbundener, ohne Allüren, nicht so wie die männliche Hektik, die Erregung.

Der Mutter-Embryo-Dialog vier Tage später: Ihre Beckenknochen bilden eine gute Höhle für die Gebärmutter, es ist genug Platz, um sie bewohnbar zu machen: »Jeden Monat wird die Wohnung frisch tapeziert, und ich kriege immer viel Lob für meine Schleimhaut, die dick gepolstert ist wie ein richtiges Höhlenfeeling. ... Der Zellhaufen war mir zuerst fremd, weil er nicht angebunden ist an die Infrastruktur. Es ist schwierig, dass die ganze Verkabelung funktioniert. Wahrscheinlich hat meine Schleimhaut das letzte Mal nicht gewusst, was die Embryonen wollen. Es ist für die Gebärmutter ein unerhörtes Erlebnis, sie hat ja eine Ahnung davon, dass es etwas Wichtiges ist. Ein Trojanisches Pferd!

Meine Schleimhaut ist nicht mehr die jüngste und arrogant: ›Jetzt bin ich so lange im Job, bisher war alles okay. Jetzt lerne ich nicht mehr um!‹ Aber es bricht ihr ja auch keinen Zacken aus der Krone, mal was anderes zu tun! Der Frauenarzt ist die Neuauflage des Storches, die Petrischale die Neuauflage des Sees. Wenn die Schleimhaut die Ungeduld einer Herrin hat und sagt: ›Aufräumen!‹, dann bleibt nichts da. Aber sie leistet etwas, was die Petrischale nicht kann. Die ist künstlich, darum gibt es eine klare Grenze! Da setzt das Leben ein. Dann muss das Wunder geschehen wie in einer Messe. Die Ehrfurcht ist das Gegenteil der Panik, die letztes Mal entstanden ist. Die Panik wird fast suggeriert, wie in einer Disco, nämlich Lichteffekte und Krach. Aber jetzt ist es das Gegenteil: ruhig wie in einem gotischen Kirchenraum.«

Der Mutter-Embryo-Dialog acht Tage später: Wie viele andere Frauen spürt auch Dagmar intuitiv, dass nur noch ein Embryo in ihrer Gebärmutter vorhanden ist, und zwar der, den sie immer im Licht gesehen hat, und dass der, der im Dunkeln war, verschwunden ist. »Der obere streckt seine Fühler aus, nimmt die Umgebung in Besitz, genauso wie ich ihn dazu ermuntert habe. Ich streichle ihn häufig mit meiner seelischen Hand. Er ist ein wenig schüchtern, er ist Kommunikation noch nicht gewöhnt. Die Kontaktaufnahme hat hauptsächlich für mich einen Sinn. Aber für ihn ist erst mal die Stille nötig. Er weiß ja auch viel besser als ich, was er zu tun hat. Er soll sich ganz ungeniert dort ausbreiten. Vielleicht habe ich früher nicht die Bereitschaft signalisiert. Wenn mir etwas schwindlig ist, sage ich ihm, das spielt jetzt keine Rolle, das ist kein Hindernis für ihn. Das nehme ich gern in Kauf. Ich träume schon viel in die Zukunft. Ich denke auch oft jetzt an meine eigene Kindheit, einzelne lustvolle Eindrücke, Bäume, Äpfel, gute Gerüche.«

Der Mutter-Embryo-Dialog 14 Tage später: »In fünf Stunden weiß ich das Ergebnis vom Schwangerschaftstest. Ich bin hin- und hergerissen zwischen Hoffnung und Katastrophe. Bei einer Katastrophe wäre das Leben zu Ende. Aber ich habe eine freudige Erwartung, nichts Düsteres, fast wie eine Lust sage ich mir: ›So, jetzt bin ich schwanger‹.« Dagmar hatte am Vortag einen technisch-mathematischen Traum. In ihm gibt es zwei mathematische Verfahren: Das erste besteht darin, wie man Zahlen so lange wegstreicht, bis alle fort sind. Das zweite Verfahren zeigt, wie man daraus noch mehr Zahlen macht. Eine junge Frau streicht gleich alle Zahlen aus, Dagmar schimpft heftig mit ihr. – Dazu fallen Dagmar die Worte »vernichten oder entstehen« ein. Wenn man das Wort »Zahlen« durch »Zellen« ersetzt, kämpft sie in ihrem Traum um das Überleben und Wachsen ihres Embryos – zum ersten Mal wirklich aus vollem Herzen. Sie will nicht mehr, dass die Zellen verschwinden, sondern dass aus einer Zelle immer mehr werden, ein Kind in ihr wächst.

Am selben Tag erfährt sie von ihrer Schwangerschaft. Der Ultraschall zeigt eine Woche später nur eine Fruchthöhle mit einem Embryo. Der Tod hat einen Embryo ausgelöscht, dem zweiten könnte Dagmar dieses Mal zum Leben verhelfen. Im Mutter-Embryo-Dialog sagt sie: »Der Embryo muss viel schlafen, weil er viel arbeitet. Er macht sich nicht viel intellektuelle Gedanken, sondern er existiert einfach. Er sagt zu mir: ›Keine Sorge, wird schon!‹ Die kurze Übelkeit und der leichte Schwindel sind absichtliche Winke von ihm: ›Dann spürst du mich.‹ Ich sage dann zu ihm: ›Schön, bis später. Fühl dich wohl und nimm dir, was du brauchst!‹«

In der achten Schwangerschaftswoche ist sie »beseelt von dem unglaublichen Wunder in der Gebärmutter. Jetzt wird mein Kind dort gebaut mit allem, was nötig ist: Arme, Beine, Kopf. Baustoffe fließen dorthin, die kommen von mir. Ich steuere nichts, es geschieht nach gutem Plan. Es geht Molekül für Molekül voran. Aber erst die Liebe macht einen schützenden Rahmen um mein Kind, ein wärmendes Schild gegen irgendwelche schädlichen Einflüsse«.

Das Durcharbeiten ihrer Geschlechtsidentität, ihre beginnende Mütterlichkeit sowie ihre eigene lustvolle, technisch beeinflusste Bildersprache haben ihr geholfen, ein

Kind zu empfangen. Jetzt kann sie sich eingestehen, dass sie sich eigentlich schon immer ein Mädchen gewünscht hat. Diesen Traum vor der Zeugung ihres Kindes versteht sie nun als den ersten Schritt des »Sich-Ergebens«. Während ihrer Schwangerschaft trauert Dagmar um die anfängliche Trennung von ihrem Kind. Gerade weil es ihr nun täglich näher kommt, empfindet sie es als schlimm, bei seiner Zeugung so weit entfernt gewesen zu sein – bei Leuten, die das Technische beherrschen. Wie könne man ein Kind lieben, wenn man gar nicht weiß, wie alles angefangen hat, fragt sie. Ihr fehlen die fünf Tage des Embryos im Labor einfach. Sie hat es nicht beschützen, erwärmen, aber auch nicht aufregen können: »So früh möchte man sein Baby nicht aus den Händen geben! Ist ja normal!«

Aber mit dem Bild der »seelischen Adoption« kann sie sich gut trösten. Sie möchte es jetzt gar nicht anders, als dass sie mit ihrer Tochter, dem eiförmigen penislosen Traumkind, in ihrem Bauch jeden Tag eine halbe Stunde im Dialog ist. Die streckt sie sich dabei sogar ein bisschen, damit das Streicheln länger dauert, sie genießt eben die Berührung. Dagmar spielt, redet und lacht mit ihrer ungeborenen Tochter. Die technische Entstehung des Kindes erlebt sie jetzt als ein unbedeutendes Detail, denn alles andere, betont sie, habe sie selbst dazugegeben. Sie sei es, die aus einer Zelle ein richtiges Kind gemacht habe. Sie hat die technische Zeugung sowie die seelische Aufarbeitung und Begleitung ihrer Befruchtung als eine gute Investition erlebt, für die sie eine »Riesenbelohnung« bekam.

Dagmar hat das Instrument der IVF für sich wirklich in ein leidenschaftliches Begehren umwandeln können, nachdem sie sich von ihren Fantasien, ein Mann oder ein Neutrum zu sein, trennen konnte. »Es lohnt sich, eine Frau zu sein«, sagt sie, als sie dann ihre Tochter in den Armen hält.

4. »Mit dem Embryo stimmt etwas nicht.«

Erika war längere Zeit in meiner psychoanalytischen Behandlung. Infolge einer Abtreibung und einer Totgeburt ist sie durch den Verschluss beider Eileiter unfruchtbar geworden. Während der Zeit bei mir unternimmt sie eine IVF. Erika zeigt in einem Traum, dass sie entgegen der Aussagen des Frauenarztes ein unbewusstes Wissen darüber hat, dass ein Kind in ihr lebt, welches äußerst gefährdet ist.

Am Tag der Entnahme der Eizellen träumt sie von einem wunderbaren Anblick zweier ineinanderfließender Meere, woraufhin sie mit ihrer Mutter in ein Hotel geht und ein beflecktes Tischtuch bei ihren Schwestern zurücklässt. Beim Aufwachen weiß sie: Das ist ihr innigster Wunsch, dass Spermien und Eizelle zusammenfließen, möglichst in einer unbefleckten Empfängnis. Ihr wird ein Embryo transferiert, auf den sie sich gut vorbereitet hat. Sie nimmt ihn mit guten Worten in Empfang, ist in Gedanken viel bei dem kleinen Wesen in ihrem Bauch und nimmt immer wieder Verbindung zu ihm auf. Sie spürt deutlich ihren Puls in ihrem Unterleib. Sie fühlt ihre Gebärmutter total aufgeweicht. Eine gemeinsame abendliche Meditation mit ihrem Mann ist ihr gemeinsamer Bezug zu dem Kind, eine Zeit der Stille und Ruhe.

Zehn Tage nach dem Embryotransfer bekommt sie Blutungen. Da der Frauenarzt von einem Misslingen ausgeht, macht er keinen Schwangerschaftstest – eine lebensbedrohliche Unterlassung! Es folgen viele Tage, ja Wochen, von unterschiedlich starken Blutungen und Schmerzen. Sie besucht ihren Frauenarzt zweimal, aber er diagnostiziert nicht ihre gefährliche Eileiterschwangerschaft.

Nach dem Einsetzen der ersten Blutung ist Erika sehr geknickt, aber nicht ohne Hoffnung, auch nicht ohne Dankbarkeit für ihren Körper. Sie erlebe eine unheimliche Stimmung: gleichzeitig befremdet und fasziniert. In einem nun folgenden Traum blockieren sie und ein anderer Autofahrer sich gegenseitig in einer Hofeinfahrt. Es gibt keine Entscheidung. Dies ist wie ein Symbol ihres Körperzustands: eine Schwangerschaft, die nun doch dem Untergang geweiht ist. Dies entspricht ihrer seltsam schwebenden Gemütsatmosphäre.

Eindeutiges Zeugnis hierfür ist ein Traum nach einigen weiteren Tagen: »Im Sand finde ich ein fischartiges Wesen. Ich denke, es ist tot. Da ich etwas zu essen suche, schneide ich ihm mit einem Messer den Schwanz ab. Ich erschrecke zutiefst, als ich merke, dass es lebt. Daraufhin unternehme ich alles Menschenmögliche, um dieses Tier zu pflegen. Ich trage es in meinem Arm herum wie ein Baby und gebe es nie ab, bis es gesund ist. Aber der Schwanz wächst nicht mehr nach. Ich mache mir große Vorwürfe, nicht vorher geprüft zu haben, ob es tot war. Aber zum Schluss kann dieses Wesen sich wieder im Sand einbuddeln.«

Erikas Motivation war hier, etwas zu reparieren, wiedergutzumachen. Zwar könne sie die früheren ungeborenen Kinder nicht mehr zum Leben erwecken, aber sie habe jetzt eine neue Chance, sagt sie. Obwohl im Traum Verletzungen vorhanden sind, überlebt der Fisch, in Wirklichkeit ihr Embryo, im flachen Wasser. Der Traum symbolisiert auch ihre Angst und ihren Zwiespalt: Zwar existiert ein Kind in ihr, aber es wird sterben müssen. Doch unbewusst weiß sie darum, dass das Kind in ihr noch lebt. Eine Woche später kollabiert sie, wird endlich in eine Klinik eingewiesen und notfallmäßig operiert. Sie trauert nicht nur um das verlorene Kind, sondern auch um ihre erneute, diesmal lebensbedrohliche Verletzung durch eine Schwangerschaft. Erika wusste am besten darüber Bescheid, was in ihrem Körper vor sich ging.

Sie versucht noch eine weitere IVF, die mit einer Fehlgeburt endet. Nach vier vergeblichen Schwangerschaften gibt sie auf. Aber seelisch sei sie gewachsen, sagt sie, und glücklich über ihre vier Patenkinder, die ihr einfach in den Schoß gefallen seien. Bis zuletzt hat Erika ihrem Embryo die Treue gehalten, ihn geliebt und behütet. Leider hat er sich in ihrem Körper einen Platz ausgesucht, der ihm keine weitere Entwicklung erlaubte.

5. Abschied und Trauer machen den Weg frei

Sabine war in zwei Monaten nur viermal bei mir. Und dazwischen, wie sie sagt, lägen Welten. Beim ersten Mal erzählt sie mir von ihrem sechs Jahre währenden Kinderwunsch. Nach drei Jahren unternahm Sabine den ersten ICSI-Versuch und wurde sofort schwanger. Jedoch hing ein Damoklesschwert über ihr. Denn ihr Ehemann hat eine Gen-Translokation, die zu 50 Prozent den Nachkommen vererbt wird und solche Kinder nicht lebensfähig werden lässt. Zu ihrem Unglück hatte ihr erstes Kind diesen schwerwiegenden genetischen Defekt, woraufhin sie sich zu einer späten Schwangerschaftsunterbrechung entschloss.

Es folgten acht weitere Versuche, bei denen einerseits sehr wenige Eizellen reiften und Sabine außerdem leer ausging. Es wird klar, dass etwas in ihr einer neuen Empfängnis im Wege steht. Sie hat ja auch eine schwere Bürde zu tragen. Denn sie kann ein Kind nur durch ICSI bekommen, trägt die Last des Schwangerschaftsabbruchs, den sie trotz der schweren Missbildungen ihrer Tochter als Schuld erlebt, und hat außerdem Angst vor einer erneuten Gen-Anomalie ihres Kindes. Angst, Trauer und Schuldgefühle halten sozusagen ihren Bauch verschlossen. Obwohl Sabine selbst sicher ist, den ganzen Prozess gut verarbeitet zu haben, spüre ich bei ihr noch sehr viel unerledigte Trauer. Ich fühle: Das verlorene, abgetriebene Kind ist – obwohl nicht lebensfähig und schwer behindert – noch irgendwie vorhanden. Es steht einer neuen Empfängnis im Weg. Deshalb bitte ich sie darum, mit ihrem Embryo im Himmel schriftlich Kontakt aufzunehmen, um ihre eigene und dessen Seele zu befreien und sich selbst wieder lebendig werden zu lassen. Ich sage ihr, dass ihr Kind bestimmt nicht wolle, dass es ihr so schlecht gehe.

Zum zweiten Treffen bringt Sabine den Brief mit, den sie an ihr ungeborenes Kind geschrieben hat. Eine Woche habe sie dafür gebraucht, sagt sie, und dabei »noch einmal tüchtig heulen dürfen«.

»Mein liebes Engele,
ich vermisse dich! Immer, wenn ich Kinder sehe, die so alt sind, wie du jetzt wärst, werde ich sehr traurig. Ich denke mir dann immer,

wie es wäre, wenn du bei uns wärst. Wie groß du jetzt wärst, wie du aussehen würdest und was wir wohl schon alles miteinander erlebt hätten. Dann bin ich neidisch auf die Mütter, die ihre Kinder in den Arm nehmen können, oder auf die schwangeren Frauen, die sich auf ihr Baby freuen. Ich habe mich auch so auf dich gefreut. Wir wussten, dass die Möglichkeit einer Trisomie 13 besteht, aber wir hofften einfach, dass uns das nicht passiert und haben versucht, schwanger zu werden. Und da kamst du. Eigentlich recht unerwartet, keiner dachte doch, dass es gleich beim ersten ICSI-Versuch klappen würde. Tja, aber ich war schwanger, und du bist da in mir gewachsen – was für ein Wahnsinnsgefühl! Ich konnte unser Glück kaum fassen.

Aber ich war auch zwiegespalten: Auf der einen Seite Glück und Freude, auf der anderen Seite die Angst, dass du diese schreckliche Krankheit hast. Ich wollte meine Freude immer ein wenig bremsen für den Fall, dass etwas passiert, aber du weißt ja, dass ich das gar nicht konnte. Ich musste immer an dich denken, wir haben viel mit dir geredet und stundenlang meinen Bauch gestreichelt, damit du dich wohlfühlst.

Du wurdest größer, und wir haben deiner Oma und deinen Tanten von dir erzählt, alle haben sich so sehr gefreut. Und je länger es so ging, haben wir gedacht, du bist sicher gesund, das kann ja gar nicht anders sein, das darf nicht anders sein. Aber an dem Tag, als sie uns das Ergebnis der Fruchtwasseruntersuchung sagten, kam dann der Schock. Trisomie 13, es war klar, wir werden dich verlieren. Wut über die Frage warum, und immer noch die Hoffnung, die Ärzte hätten sich getäuscht. Aber verschiedene Untersuchungen haben es bestätigt und auf dem Ultraschall konnten wir es dann auch selbst sehen. Wir haben uns schon vorher sehr genau über diese Krankheit informiert, und auch die verschiedenen Ärzte in der Woche haben uns alles noch mal erklärt. Dein Papa und ich haben dann gemeinsam die Entscheidung getroffen, nicht abzuwarten, bis diese Krankheit dich uns wegnimmt, sondern gleich ins Krankenhaus zu gehen. Wir haben uns das nicht einfach gemacht. Aber ich konnte nicht dasitzen, dich wachsen sehen und dich spüren und doch wissen, dass du damit nicht leben kannst. Dazu war ich nicht stark genug. Ich habe dir schon so oft gesagt, dass ich dich sehr lieb habe, und wir hoffen von Herzen, dass du keine Schmerzen haben musstest.

Ich weiß noch genau, wie die Fruchtblase platzte und du kamst. Wir wussten beide nicht so recht, ob wir dich anschauen oder anfassen sollten, aber wir haben es natürlich getan und sind beide sehr froh darüber. Du warst so winzig klein, aber auch so schön, unsere Tochter! Aber wir haben auch ganz deutlich gesehen, was die Ultraschallbilder nur verschwommen gezeigt haben. Damit hättest du nicht leben können. Wir hätten dich verloren. Ich hoffe, dass du uns verstehen kannst und uns verzeihst. Ich habe dich schon so oft auf dem Friedhof besucht, allein oder mit deinem Papa. Wenn diese Besuche jetzt immer seltener geworden sind, dann nicht, weil ich nicht an dich denke. Ich werde dich nie vergessen!

Ich habe dir ja schon gesagt, dass wir versuchen, wieder ein Baby zu kriegen. Aber auch wenn wir ein Geschwisterchen von dir bekommen, wirst du immer deinen Platz bei uns haben. Auch dein Papa wird dich nie vergessen, ich denke, erst in der Nacht, als er dich gesehen hat, hat er realisiert, was es heißt, Vater zu werden, und der Wunsch nach einer Familie ist in uns noch viel größer geworden. Und diese Zeit mit dir und die Trauer um dich hat uns noch näher zusammengebracht, dafür bin ich dankbar.

Mein Engele, ich weiß, dass du nicht allein bist. Deine Tante Susi und dein Opa geben auf dich acht, und das ist ein großer Trost für mich.

Ich hab dich lieb – deine Mama.«

Beim dritten Besuch fühlt sie sich nach dem Brief und unserem Gespräch sehr erleichtert, alle organischen Werte sind in Ordnung. Jetzt sei sie bereit für ein neues Kind, sagt sie. Drei Wochen später, bei unserer vierten und letzten Sitzung, ist Sabine bereits schwanger – schon in der sechsten Schwangerschaftswoche und stolz darüber. Gleich nach dem Briefschreiben ist sie völlig überraschend zum ersten Mal in ihrem Leben ohne ärztliche Hilfe schwanger geworden. Sabine ist überglücklich. Jetzt hat sie die Geschichte mit ihrem ersten Kind abgeschlossen.

Deutlich spürt sie den Unterschied in ihrem seelischen Erleben zu ihren vorangegangenen Kinderwunsch-Behandlungen. Früher habe sie sich halt die Hormone gespritzt, sei zum Ultraschall gegangen und habe geglaubt, das müsse einfach funktionieren, meint sie. »Je mehr Versuche man hat, desto abgestumpfter wird es. Man geht halt seinen Medizinplan durch.« Jetzt ist es völlig anders: Es ist für sie eine Chance, sich bei ihren Eierstöcken und ihrer Gebärmutter zu bedanken. In ihr gibt es nun eine menschliche Sorgfalt. Bei der ersten Schwangerschaft war einfach eine Maschinerie in Gang gekommen, als sie von der Anomalie ihres Kindes erfuhren. Erst als sie das Kind gesehen hat, ist ihr klar geworden, dass sie das Kind umgebracht haben. Jetzt will sie keine technischen Untersuchungen und keine Abtreibung mehr haben, sondern es laufenlassen, wie die Natur es bringt. Sie ist wie befreit und muss nicht mehr ständig zum Friedhof laufen, um mit ihrem Kind zu reden.

Inzwischen weiß Sabine, dass ihr zweites Kind genetisch gesund ist. Sie hat also nicht nur in dieses Kind, sondern auch in sich selbst investiert. Durch ihren liebevollen Abschied konnte sie sich endlich und tatsächlich von ihrem ersten Kind trennen. Dadurch wurde der Weg frei für eine neue Schwangerschaft. Sie sagt, dies sei eine wunderbare Geschichte, die zeige, dass es immer Hoffnung gibt, wenn man sich einlässt und auch ein bisschen Glück hat.

Zur Geburt ihrer Tochter schreibt Sabine mir glücklich, ihr Kind verdanke sie nicht einer siebten ICSI-Behandlung, sondern meiner Hilfe, ihr erstes Baby loszulassen.

6. Mein größter Feind, der Embryo

Auch für Domenica ist der Embryo eher ein Feind, dem sie keine Gastfreundschaft gewähren kann, obwohl sie so liebend gern ein Kind hätte. Nach zehn negativen IVF kommt sie zu mir, darüber verbittert und weinend, dass sie, die Starke, die überall im Leben rasch und kompetent Lösungen findet, sich nur in der Kinderfrage nicht zu helfen weiß. Ihr sonst unerschütterliches Selbstvertrauen sei nur zu Zeiten der IVF-Behandlungen aufs Schwerste erschüttert. Sie sehne sich so sehr nach einer unbedingten Bindung, wie sie nur zwischen Eltern und Kindern existiere. Ohne Kinder würden Freude und Sinn in ihrem Leben fehlen. Sie liebe ihre Patenkinder, mit denen sie oft zusammen ist.

Ganz allmählich können wir ihre unerträgliche und unerklärliche Angst und Hilflosigkeit bei den Kinderwunsch-Versuchen eingrenzen. Bis zum Embryotransfer nämlich ist alles leicht und problemlos. Die Embryonen sind von bester Qualität und haben einen großen Lebenswillen. Dann fühlt Domenica sich noch wohl. Doch die Katastrophe beginnt schlagartig mit der Rückführung der Embryonen. Jetzt sei ihr eigener Wille stärker, das sei ihre Angststärke, sagt sie. Ab dann sei sie ein Nervenbündel, könne nichts mehr tun, fühle sich voller Angst, ja verrückt, sie möchte nur noch liegen. Der Raum und die Zeit vom Transfer bis zum Schwangerschaftstest sind wie ein schwarzes Loch für sie. Diese Zeit ist ein körperliches Leiden, sie kann nicht gehen, nicht atmen, so, als hätte sie einen Stein auf ihrer Brust. Dabei versucht sie, seelisch nichts zu fühlen.

Wenn die Periode einsetzt, kann sie dann wieder atmen und gehört sich wieder selbst. Sie hasst sich immer dafür und fühlt sich schuldig, dass sie darüber erleichtert ist. Sie habe vor nichts in der Welt Angst, außer davor, ein Kind zu bekommen, sagt sie, aber gleichzeitig auch, keines zu haben. Welcher Schrecken quält sie? Jetzt erkennt sie, dass ihre Angst größer ist als ihr Wunsch, ein Kind zu bekommen. Mit der Nicht-Annahme der Embryonen rettet sie in ihrer Fantasie ihr eigenes Leben: »Ich oder die Embryonen«, denkt sie nun, »eine Schwangerschaft ist gefährlich.« Vom Kopf her ist sie bereit, bis an den Rand des Todes zu gehen. In ihrer Fantasie sieht sie sich während einer Schwangerschaft im Krankenhaus am Tropf hängend, dem Tod von der Schippe springend: »Wenn das Kind zuschnappt, frisst es sich in mir fest. Schwangerschaft ist für mich Krankheit und Krieg! Nach dem Embryotransfer ziehe ich in eine Schlacht, ich gehe heldenhaft in den Befruchtungskrieg, bewaffnet bis unter die Zähne mit allem, was der Pharma-Markt hergibt. Je mehr Medikamente ich bekomme, desto mehr Selbstvertrauen gibt mir das. Immer bin ich auf der Suche nach der Ursache und kehre als Geschlagene ohne Eroberung von Land nach Hause zurück. Das ist meine bisherige Tragödie!«

Während der Therapie träumt Domenica, dass die Kriminalpolizei sich mit einer Familie – bestehend aus Vater, Mutter und neunjähriger Tochter – in einer Umkleidekabine trifft, weil die Tochter etwas angestellt hat, was von der Kripo unter den Teppich gekehrt wird. Daraufhin klaut Domenica die Polizeiakte aus dem Umkleideschrank. Das bedeutet: Sie ist nun bereit, in der Therapie gemeinsam die bisher in ihrem Unbewussten verschlossenen und verbotenen Dinge zu öffnen.

Das Bild von der fressenden Embryonen-Gefahr zeigt sich nun auch in einem Traum: Ihr Mann und sie haben in ihrem Garten eine Pflanze gepflanzt, die zwei Triebe hat. Die beiden Blätter zeigen die Form eines Dinosauriers, eines Monsterkopfes. Als Domenica sich nähert, schnappt ein Monsterkopf nach ihr. Er wird immer größer und will schließlich in ihr Haus eindringen. Sie macht schnell die Schiebetür zu und klemmt dabei den Monsterkopf ein. Noch schlimmer ist es, dass niemand diese Gefahr merkt und sieht. – Hier wird erkennbar, dass die von ihrem Mann und ihr gezeugte Pflanze, der Embryo, sehr gefährlich für Domenicas Körperhaus ist. Langsam erkennt sie, dass sie in ihrem Unbewussten Täter- und Opferschaft verwechselt; dass nämlich nicht die Embryonen sie töten, sondern sie ihre potenziellen Kinder. Nach und nach kehrt nun anstelle von Angst mehr Trauer in sie ein.

Inzwischen konnten wir gemeinsam auch den Ursprung ihrer Todesängste ergründen: Nach jahrelanger Kinderlosigkeit erlitt Domenicas Mutter bei ihrer ersten Schwangerschaft eine Fehlgeburt im vierten Monat. Während der Schwangerschaft mit Domenica bekommt die Mutter recht früh Blutungen und Frühgeburtsbestrebungen und muss fast die ganze Zeit hindurch liegen, abwechselnd zu Hause oder im Krankenhaus. Sie bekommt ständig Valium zur seelischen Dämpfung und zur Bekämpfung der Wehen. Das bedeutet, dass Domenica eine erschreckende vorgeburtliche Zeit im Leib ihrer Mutter erlebte: Fast die ganze Zeit über befand sie sich in Todesgefahr, in Angst, Ambivalenz und im Valium-Rausch. Das alles hat das ungeborene Kind in Furcht und Schrecken versetzt. Ihr sich erst entwickelndes Gehirn und ihr schwaches Ich waren fortwährend dieser Todesahnung ausgesetzt und mussten die »Verrücktheit« ihrer Mutter ertragen. Nun wird sie selbst schon bei dem Versuch, schwanger zu werden, »verrückt« und wehrt sich mit ihrer Verrücktheit vor der Wiederholung der Todesdrohung.

Nach ihrer Geburt in der 38. Schwangerschaftswoche, bei der sie mit 2,8 kg untergewichtig war, lag Domenica wegen Gelbsucht von ihrer Mutter getrennt drei Wochen lang in der Kinderklinik. In der Familie wird die Mutter bis heute als Heldin gefeiert, die eine gefährdete Schwangerschaft bis zum Ende durchgestanden hat, was sie oft und ausgiebig erzählt. Domenica wird dabei als ein kleines Wunder gefeiert. Keiner sieht, dass sie das eigentliche Opfer dieser angeblichen Heldentat ist.

Vermutlich hat Domenicas Mutter eine starke unbewusste Ambivalenz, ja eine Doppelsinnigkeit Kindern gegenüber. In ihren ersten Ehejahren war sie vorübergehend unfruchtbar. Ihr erster Fötus wurde vorzeitig ausgestoßen. Dem zweiten Kind drohte das gleiche Schicksal, wenn die Ärzte eine Fehlgeburt nicht durch massive Medikamente hätten verhindern können. Die Doppelsinnigkeit von Domenicas Mutter ist die folgende: Einerseits war sie vermutlich schon in ihrer Kinder- und Jugendzeit damit überfordert, dass sie für die schwer herzkranke Großmutter nicht nur die nachfolgenden Geschwister mit aufziehen und »Chef« vom mütterlichen Bauernhof sein, sondern außerdem ab dem 16. Lebensjahr arbeiten und Geld verdienen musste. Einerseits war Domenica wohl für ihre Mutter unbewusst ein weiteres ungewolltes Geschwisterkind. Andererseits wollte die Mutter dringend aufhören zu arbeiten, weil ihr Chef so schlecht und böse war, wie sie sagt. Domenica sei deswegen die Lösung für Mutters Pläne gewesen. Ein Kind zu haben, war aber wohl nie der tiefste innerste Wunsch ihrer Mutter.

In Bildern und Gleichnissen wiederholt Domenica nach ihrem Embryo-Transfer in Identifikation mit ihrer Mutter deren pathologischen Schwangerschaftszustand und ihre eigene, schlimme vorgeburtliche Zeit. Ihr wichtigstes Therapieziel ist es also, zunächst eine innere Trennung von ihrer Mutter zu erreichen, um die Ängste und den Wiederholungszwang aufzulösen. Sehr mutig hat Domenica es geschafft, sich innerlich ein Stück von ihrer Mutter abzunabeln und ihr Leben allein in die Hand zu nehmen.

Kürzlich träumte Domenica, dass sie im Bett lag und sich aus einer gefährlichen »Fruchtblase« befreien musste, um nicht zu ersticken. Diese musste sie schnell, gezielt und sicher mit der linken Hand nach vorn über den Kopf wegschieben, was ihr gelang. Der vermeintlich sichere, gemütliche Ort des Bettes war plötzlich zu einem bedrohlichen Kerker geworden. Ihr fiel dazu ein, dass sie vorher wie ein herrenloses Schiff umhergetrieben sei. Ich ergänzte: »Ein herrenloses Schiff im Fruchtwasser«, worauf Domenica anfing zu weinen. Durch den verstehenden Kontakt mit mir konnte sie jetzt endlich den herrenlosen vorgeburtlichen Zustand hinter sich lassen – denn sie hatte im Mutterleib, von den Stresshormonen ihrer Mutter überflutet, an hilfloser Ausgesetztheit gelitten.

Sie versteht nun, dass sie bisher keine Kraft für ein Kind gehabt hat, weil sie die Kraft für sich selber gebraucht hat. Sie spürt, dass es für sie jetzt immer realer wird, Mutter werden zu können. In ihrer Gebärmutter war wohl tatsächlich ein komplizierter »Mehrgenerationen-Intrauterinraum« vorhanden (Raffai 2007), der also auch von dem Beziehungsgeflecht ihrer Mutter und Großmutter geprägt worden ist (siehe auch Kapitel 3).

Zwar konnte Domenica bisher noch nicht mit dem Mutter-Embryo-Dialog beginnen, aber sie scheint diesem Ziel jetzt nahe zu sein. Bevor sie mit ihrem Embryo sprechen kann, mussten wir sozusagen erst mit dem Embryo in ihr selbst sprechen, um ihn zu beruhigen und ihm eine geschützte Umgebung zu garantieren. Erst danach kann sie nun seelisch vollständig als eigenes Individuum geboren werden, das in der Lage ist, zukünftig selbst Mutter zu werden.

7. Die Mama im Alleingang

Natascha hat mir gezeigt, wie man es allein schafft. Fünf Jahre ungewollt kinderlos in Behandlung, erhält sie nach langem Nachfragen endlich eine Adresse für psychologische Beratung und kommt am Tag ihrer dritten Insemination zum ersten Gespräch zu mir. Ich führe mit ihr einen Mutter-Embryo-Dialog durch, um den Befruchtungsprozess zu unterstützen. Obwohl dies nicht vereinbart war, übt sie nun täglich diese Körperreise zu Hause. Zwar bekommt sie ihre nächste Regel, ist aber sehr erstaunt, dass zum ersten Mal in ihrem Leben die schlimmen Menstruationsschmerzen ausbleiben. Aber sie hätte sich bis dahin »ja nie in ihren Körper reingefühlt«, sagt sie. Außer einem früher erhöhten Prolaktinwert, der auf eine innere Stresssituation hindeutet, sowie einem etwas abweichenden Schilddrüsenhormonwert bestehen bei ihr – ebenso wie bei ihrem Mann – keine organisch bedingten Hindernisse für eine Schwangerschaft.

Nachdem sie sich in den Mutter-Embryo-Dialog ganz selbstständig eingeübt hat, will sie gleich beim nächsten Eisprung mit ihm ihr Glück versuchen. Am besagten Wochenende hatte sie zunächst am Sonntagabend versucht, ihren Mann zu verführen, was ihr nicht gelang. Montag früh aber war sie mit ihrem Wunsch erfolgreich. Gleich im Anschluss an das schöne Erlebnis legt sie sich auf die Couch, unternimmt eine Körperreise, wie sie den Mutter-Embryo-Dialog stets nennt, und schreibt danach in ihr Tagebuch: »Heute Morgen haben wir schon Liebe gemacht, und ich habe mir bei meiner Körperreise vorgestellt, wie stimmig das zeitlich ist, wie Millionen Samen in den Eileiter wandern, zur Eizelle kommen, sie durchdringen, verschmelzen, sich teilen und dann in die Gebärmutter wandern und sich einnisten – schwanger! Man kann sich's ja mal vorstellen.

Ich hatte heute Nacht geträumt: Ich musste rechts abbiegen, davor war ein Stein, und dann eine Straße, so wie eine Schnecke ging es den Berg hoch. Erst bin ich falsch gefahren, ich musste umdrehen, den Berg runterfahren. Außerhalb der Straße waren Berge, viele Steine und Felsbrocken. Ich wollte einmal drum herum laufen und mir die Lage anschauen. Ich bin von Stein zu Stein gehüpft und dachte noch, das ist vielleicht etwas gefährlich. Dann bin ich auch hingefallen. Ich lag auf einem Stein, total ausgeliefert, flach und nackt. Aber es war kein schlechtes Gefühl. Es war sehr erotisch, ziemlich sogar. Ich habe mich nur nicht getraut, das so richtig zu fühlen. Dann bin ich irgendwie noch weiter gestürzt, ich hatte meine Hände nach oben und bin noch ›tiefer‹ in den Fels ›gesunken‹, und da wurde meine linke Hand von jemandem berührt. Zuerst bin ich erschrocken, aber es war sehr erotisch und ich hatte dann echt im Traum einen Orgasmus. Das ist schon sehr seltsam. Aber es war GUT.«

Natascha hat also trotz der Enttäuschung am Vorabend, schon in dem Bewusstsein, nicht aufzugeben und den Sex am nächsten Tag wieder zu versuchen, einen Traum, in dem sie eine komplizierte und anstrengende Reise zu bestehen hat. Trotz Falschfahren, Straucheln, Ausrutschen und Versinken wird sie am Ende mit einem erotischen Höhepunkt belohnt. Ich verstehe den Traum als Gleichnis der langen und komplizierten Reise der Spermien tief in ihrem Unterleib, den sie in ihrem ersten Absatz beschrieben hat. Und das Wort »schwanger!« entspricht ja der Hochzeit von Spermien und Eizellen, also einem Orgasmus. Natascha hat in diesem Moment ein gutes Empfinden für ihre körperlichen Vorgänge. Sie ist sozusagen unbewusst identifiziert mit dem Weg zur Befruchtung, der mühevollen und gefährlichen Reise der Spermien von der Scheide hoch zur Gebärmutter, hinein in den Eileiter. Ein Spermium sank dann tief in die Eizelle (»Ich bin tiefer in den Fels gesunken«), was deren Hochzeit, dem sexuellen Hochgefühl des Traums, entspricht. Sie wird schwanger.

Täglich redet sie nun weiterhin mit ihrem »Kind«, noch bevor sie von ihrer Schwangerschaft weiß, weil es ihr guttut und es ja nicht schaden kann. Ihr Mann und sie sind jetzt wie frisch verliebt, er hat schon viele Pläne zur Umorientierung. Immer habe sie gedacht, Panik zu kriegen, wenn es so weit ist, aus Angst vor Schwangerschaft und Geburt. Aber jetzt, da sie schwanger ist, ist es genau andersherum: Weil es so weit ist, ist ein Druck von ihr gefallen.

Im Mutter-Kind-Dialog in der 35. Schwangerschaftswoche hat Natascha bereits seit einigen Tagen intensive Angst, dass die Schwangerschaft zu früh zu Ende gehen könnte. Ich selbst halte dies für eine Vorahnung, auf die die Frauenärzte genauer hören sollten; denn oft wissen die Mütter besser Bescheid, wie es um ihr Kind steht, als die Ärzte mit ihren technischen Geräten. In diesem Dialog bleibt Natascha vorsichtig außerhalb ihrer Fruchtblase – aus Angst, etwas kaputt zu machen. Sie könne ja auch von außen ihr Kind streicheln und auf die Stirn küssen, meint sie. In die Fruchtblase, den Lebensraum ihres Kindes, möchte sie nicht eindringen.

In dem Gespräch bitte ich sie, ihre Tochter zu fragen, was diese über eine zu frühe Geburt denke. Sie erzählt ihrer Tochter, dass sie ein bisschen beunruhigt sei, sich aber freue, wenn jene noch ein wenig in ihr bleibe, weil sie das Gefühl des Beisammenseins so genieße. Trotz mehrerer Versuche kann sie von ihrer Tochter keine eindeutige Antwort erhalten. Aber Natascha gehe davon aus, dass das Kind sich noch wohl genug in ihrem Leib fühlt. Sie redet täglich mit ihrem Kind, nimmt dabei auch ihre Katze hinzu, die auf ihrem Bauch schnurrt. Der werdende Vater ist ebenfalls oft mit seinen Händen im direkten Kontakt zum Baby. In der 36. Woche platzt dann die Fruchtblase, und ihre Tochter wird geboren. Meiner Überzeugung nach hatte Natascha diese Vorahnung und war deswegen angespannt und ängstlich.

Inzwischen sind die Geburtswehen verflogen, und die Familie ist glücklich beisammen. Nataschas einziger Wermutstropfen ist die frühzeitige Geburt ihrer Tochter. Das Aufhören der Regelschmerzen und die Schwangerschaft hätten damit zu tun, sagt sie, dass sie einen wichtigen Schritt auf ihre Seele zugegangen sei. Bisher habe sie mit ihrer Gebärmutter auf Kriegsfuß gestanden, sich aber nun zum ersten Mal intensiv mit ihr beschäftigt und sei mit ihrem Kind dafür belohnt worden. Durch ihren eigenen intensiven Begrüßungsdialog und die Liebe, die Natascha ihrem Kind von Anfang an gegeben hat, benötigte sie bei ihrer Schwangerschaft kein medizinisches Instrument mehr. Sie konnte nach fünfjährigem vergeblichem Bemühen selbst in einem lustvollen Dialog die Aufnahmebereitschaft ihrer Gebärmutter erreichen.

8. Purzelzwerg 1 und Purzelzwerg 2

Diesen Bericht hat Franka selbst geschrieben. Sie hat ihn so unmittelbar und anschaulich verfasst, dass ich ihn hier unverändert wiedergeben möchte.

»Als wir heirateten, stand für uns fest, dass wir auf jeden Fall Kinder haben wollten. Dass es aufgrund der Vorerkrankung meines Mannes nicht ohne ärztliche Hilfe ging, war uns von vornherein klar. Nur ich selbst war mir nicht sicher, ob ich auch zu 100 Prozent hinter dieser Entscheidung stand.

Ich war mit meinem bisherigen Leben zufrieden. Ich hatte eine gute Arbeitsstelle und mein Leben ›perfekt‹ im Griff. So war ich halt. Immer musste alles perfekt sein, jedes kleinste Detail musste geplant sein. Ohne Plan fühlte ich mich unsicher. Wenn wir beispielsweise Besuch bekamen, bekam ich immer das Kompliment, dass es bei uns in der Wohnung wie in einem Ausstellungshaus aussähe. Dies bestätigte mich darin, dass ich alles ›richtig‹ machte.

Zu meinem Perfektionismus kam dann noch der Kontrollzwang dazu. Wenn ich zum Beispiel aus dem Haus ging, drehte ich mich oft noch zwei- bis dreimal um, um zu kontrollieren, ob auch wirklich alles abgeschlossen ist. Nach dem Bügeln musste ich mehrfach nachsehen, ob das Bügeleisen auch ausgesteckt ist usw. Ich litt sehr unter meinem Perfektionismus und Kontrollzwang, bemerkte dies aber lange Zeit nicht, da dieser Zustand für mich ›normal‹ war. Ich hatte vieles davon aus meinem Elternhaus mitbekommen, da mein Vater streng auf Ordnung und Sauberkeit achtete.

Ich hatte oft versucht, davon loszukommen. Aber das klappte meist nur ein paar Tage, dann fiel ich wieder in meine alten Verhaltensmuster zurück. Nur dann fühlte ich mich wirklich wohl, obwohl es sehr viel Kraft und Arbeit kostete.

So stand ich nun da mit meinen Gefühlen. Einerseits wollte ich Kinder, weil diese ja irgendwie zu einer richtigen Familie gehören. Auf der anderen Seite hatte ich aber Angst davor, dass Kinder mein bisheriges Leben total aus der Bahn werfen würden. Ich hatte Angst davor, plötzlich die Kontrolle zu verlieren und nicht mehr alles planen zu können.

Ich habe eine kleine Nichte, die ich sehr liebe. Dennoch ist es nicht dasselbe, wie eigene Kinder zu haben. Ich hatte immer wieder den Gedanken, ob ich eigene Kinder auch so lieben könne. Ich konnte mir das nicht so richtig vorstellen, eine gute Mutter zu sein. Zu Hause wurden wir Kinder oft als lästig erachtet, und mein Vater sagte uns manchmal ins Gesicht, wenn er es sich noch mal aussuchen könnte, würde er keine Kinder mehr in die Welt setzen. Und wir sollen uns das gut überlegen, ob wir uns das mal antun wollen. ›Kinder sind lästig, bringen nur Ärger und Probleme ins Leben.‹ Solche Aussagen haben mir als Kind wehgetan. Zwischenzeitlich hatte ich dies aber verdrängt. Ich wollte an all das von zu Hause nicht mehr denken.

Da nach mehreren Jahren der Kinderwunsch-Behandlung noch keine Schwangerschaft eingetreten war, wurde uns vorgeschlagen, dass ich mich in psychologische Mitbehandlung begeben sollte. Der Arzt vermutete eine psychische Blockade. Für mich brach in diesem Moment erstmals eine Welt zusammen. Ich dachte, dass das doch gar nicht sein kann. Mit mir ist doch alles in Ordnung. So schwer kann es doch nicht sein, schwanger zu werden. Ich war sehr unsicher. Kind ja? Kind nein? Um jeden Preis?

Nach dem Arztbesuch suchte ich für mich wieder mal den Weg des geringsten Widerstands (so wie ich es zu Hause gelernt hatte) und schob einfach alles beiseite. Es sollten ja keine Probleme angesprochen werden, die zu Umständen führten, die zusätzliche Arbeit und Belastung mitbringen und mich aus meinem alltäglichen Trott bringen würden (wie bei meinem Vater).

So verging Woche um Woche, und ich hatte schließlich für mich entschieden, entweder es klappt diesmal oder halt auch wieder nicht. Mit dieser Lösung gab ich mich zufrieden, da dies am wenigsten Umstände mit sich brachte. In der nächsten Kinderwunsch-Sprechstunde fragte mich der Arzt dann, ob ich schon einen Termin vereinbart hätte. Ich verneinte. In meinen Gedanken wollte ich die ganze Behandlung einfach nur mal wieder hinter mich bringen. Ich sagte mir, wenn es diesmal wieder nicht klappt, dann machen wir halt einfach ›ganz normal‹ weiter wie bisher.

Ich wollte einfach nicht zulassen, dass der Arzt vielleicht doch recht hatte und eine psychische Blockade vorlag. Nach langen Überlegungen und auf den Rat meiner Schwester hin rang ich mich dann doch dazu durch, einen Termin zu vereinbaren. Schon nach der ersten Sitzung stand fest, dass dringender Handlungsbedarf bestand. Mir wurde sehr schnell klar, dass der Arzt recht hatte und tatsächlich eine psychische Blockade vorlag, die durch meine Kindheit entstanden war.

Woche für Woche arbeiteten wir nun daran. Irgendwann stellte sich mir die Frage, was ein ›normales Leben‹ eigentlich ist. Ich fand darauf keine Antwort. Denn jeder Tag bringt neue Aufgaben, die zu bewältigen und nicht immer planbar und vorhersehbar sind. Auch hielt ich bei der Vorstellung, eigene Kinder zu haben, zu sehr an der Meinung meiner Eltern fest (Kinder sind lästig, machen nur Dreck und Arbeit usw.). Auch bei unseren Freunden hörte man selten etwas Positives über ihre Kinder.

Bald wurde mir klar, dass ich mich von meinen Eltern lösen musste und meinen eigenen Charakter, meine eigene Person und meine eigenen Vorstellungen formen musste. Ich musste zuerst erwachsen werden. In jeder Sitzung sprachen wir darüber, was die Woche über passiert war. Und jedes Mal ging ich noch motivierter nach Hause. Nach knapp drei Monaten konnte ich an mir selbst die ersten Erfolge erkennen. Ich stellte fest, dass ich viel ruhiger und gelassener geworden war und mich nicht vorhersehbare Dinge nicht mehr so aus dem Konzept brachten. Ich konnte Probleme lösen, ohne aufgeregt zu werden, und den Dingen einfach ihren Lauf lassen. Und nach weiteren Wochen hatte mein Perfektionismus und mein Kontrollzwang nachgelassen. Ich habe gelernt, Prioritäten zu setzen, nicht immer alles auf einmal erledigen zu wollen und unwichtige Dinge einfach mal warten zu lassen.

Und mit all diesen Veränderungen konnte ich mein Leben plötzlich genießen. Ja, ich konnte mein Leben leben! Für mich ein völlig neues Gefühl. Nun stand für mich auch fest, dass Kinder in mein Leben gehören und nicht lästig sind und alles durcheinanderbringen. Weg von der Angst kam ich zur Liebe. Ich wusste, dass ich nun bereit war, die Kinderwunsch-Behandlung von ganzem Herzen durchzuführen.

Nach einem erneuten Gespräch im IVF-Zentrum stand nun fest, dass wir Ende Oktober mit der Stimulation beginnen würden. Ich war so voll Freude und Optimismus. Diese Gefühle kannte ich bisher nicht. Und ich sagte mir, wenn es diesmal nicht klappen sollte, dann klappt es ein anderes Mal.

Bei Frau Dr. Auhagen-Stephanos bereitete ich mich mental auf die Stimulation und den Embryotransfer vor. Ich führte täglich einen Mutter-Embryo-Dialog. Während der Stimulation zunächst nur mit den Eierstöcken und der Gebärmutter. Als der Embryotransfer erfolgte, sprach ich täglich mit den befruchteten Eizellen (Ich nannte sie Purzelzwerg 1 und Purzelzwerg 2). Durch den Mutter-Embryo-Dialog konnte ich gleich eine persönliche Bindung zu den beiden herstellen.

Ich gebe zu, am Anfang war das alles ein bisschen komisch, mit den eigenen Organen zu sprechen. Doch bald merkte ich, dass es wichtig ist und auch guttut. Ich konnte zu meinem Körper ein Vertrauensverhältnis aufbauen.

Diesmal war die Kinderwunsch-Behandlung für mich nicht nur eine Sache, die man erledigt und dann wieder abhakt. Ich (und auch mein Ehemann) haben diesmal sehr viel Zeit, Freude, Optimismus und auch Gefühle investiert. Und es hat sich gelohnt. Zum einen habe ich mein Leben jetzt besser im Griff, und zum anderen erwarte ich im Sommer Zwillinge. Etwas Schöneres kann ich mir kaum noch vorstellen.

Wenn ich nun auf das bisher Geschehene zurückblicke, stelle ich fest, dass eine Schwangerschaft (egal, ob sie natürlich oder assistiert zustande gekommen ist) ohne Emotionen und Liebe zum eigenen Körper und zu dem entstehenden Leben nicht möglich gewesen wäre.«

Mein Kommentar: Der Schlüssel zum Verständnis von Frankas Situation, die sie uns so anschaulich beschrieben hat, ist ihr innerer Zwiespalt. Einerseits will sie Kinder, weil dies sozial üblich ist – das Erbe der Sicht ihrer Eltern. Andererseits fürchtet sie Kinder, denn sie bedeuten einen Verlust an Kontrolle und Planbarkeit. Franka spricht hier von einer Mutterschaft ohne Begehren, einem Patt zwischen Wunsch und Angst und ihrem ratlosen weiblichen Körper.

Kinder sind das größte Risiko im Leben einer Frau. Durch ihre innere Arbeit an sich selbst ist es Franka geglückt, von der »Bestellung« der Kinder zum Wunsch nach ihnen zu gelangen, zur Öffnung ihres Körpers für die begehrten Kinder, zur Erweiterung ihres eingeengten Gefühlslebens, zum Verlangen nach einer echten Beziehung zur nachfolgenden Generation. Erstmals räumt sie ihren potenziellen Kindern von Anfang an einen eigenen Status ein als begehrte, liebenswerte Wesen und betrachtet sie nicht nur als »eine Sache, die man erledigt und dann wieder abhakt«. Sich selbst gesteht sie nun eine eigene Lust an Kindern ein, die sie auslebt und gemeinsam mit ihrem Mann genießt.

PS: Inzwischen ist Frankas Zwillingspärchen spontan in der 36. Schwangerschaftswoche geboren worden. Sie kann beide voll stillen und schreibt mir: »Ich bin sehr glücklich, dass ich meine beiden Engelchen endlich im Arm halten kann. Es ist eine große Aufgabe, dennoch muss ich sagen, ich habe sehr zufriedene und ausgeglichene Kinder bekommen. Wir freuen uns unendlich und sind glücklich und dankbar.«

9. Meine geliebten Embryonen

Meine Patientin Carla hatte psychologisch große Schwierigkeiten mit den ersten künstlichen Befruchtungen in einer anderen Stadt, die dann auch negativ endeten. Wegen einer mangelnden Spermienqualität ihres Mannes benötigt sie ICSI-Behandlungen. Sie habe damals »Halluzinationen« gekriegt, im Labor angerufen, ob das auch wirklich ihre Eier und die Spermien ihres Mannes seien, sagt sie. Am liebsten wäre sie dabei gewesen, wenn das gemacht würde. Und: Sie wollte die Kinder nicht, obwohl sie wollte, dass es klappt – man hätte sie eigentlich 14 Tage in Narkose versetzen müssen. Beim zweiten Mal hatte sie sich mit den Fäusten auf den Bauch geschlagen, weil sie das Kind nicht wollte; sie fürchtete, das Kind könnte ein Alien sein, weil es künstlich gezeugt worden war.

Carla wurde dann vom hiesigen Kinderwunschzentrum zu mir geschickt, bevor sie hier mit weiteren Versuchen begann.

Zu ihrer Biographie berichtet Carla, dass ihre Familie nach dem Krieg aus Tschechien geflohen war. Sie ist unehelich gezeugt worden, ihr Vater hatte die Mutter dann nach zweijähriger Ehe verlassen. Carla sagte, dass sie viel bei ihren Großeltern und ihrem Urgroßvater gewesen sei. Ihre Mutter beschreibt sie als eine »hysterische Seelenterroristin«, putzsüchtig und ohne Liebe für sie. Ihre um sechs Jahre jüngere Halbschwester aus zweiter Ehe war Mutters Liebling. Ihre Mutter hatte viele Ängste, weshalb Carla meint, an mangelndem Urvertrauen zu leiden. Kürzlich bekam sie bei ihrem Mann, den sie sehr liebt, einen Heulkrampf und fragte ihn aus Eifersucht: »Wenn wir mal ein Kind kriegen, bin ich dann immer noch die Nummer eins für dich?«

Während der fünfmonatigen Psychotherapie erzählt sie mir etliche traumatisierende Erlebnisse ihrer Kindheit. In ihrer Familie waren die Männer die warmen Mütter – Weiblichkeit und Muttersein dagegen waren negativ besetzt. Sie beginnt allmählich ihre Angst vor Veränderungen besser zu verstehen und erkennt, weshalb sie alles Neue zunächst einmal ablehnt. Ich füge hinzu: »Wie die künstlich erzeugten Embryonen.«

Zwei Monate nach Therapiebeginn arrangiert sie ein Treffen mit ihrer Mutter, mit der sie erstmalig ein langes Gespräch führt und ihr viele Fragen über ihre Schwangerschaft und Säuglingszeit stellt. Als ihre damals 17-jährige Mutter mit ihr schwanger wurde, war dies für sie ein Schock, und sie hatte sich aus Angst vor ihren Eltern zunächst nicht nach Hause getraut, aber niemals an eine Abtreibung gedacht. Ihre Schwangerschaft aber, berichtete die Mutter, habe sie eher als gemütlich erlebt und sei dann auch total verwöhnt worden. Nur vor ihrem Mann, der sehr böse über diese Schwangerschaft gewesen sei, habe sie immer Angst gehabt. Auch bei Carlas Geburt hatte die Mutter Todesangst erlebt. Vergeblich bat sie um einen Kaiserschnitt, der ihr aus Prestigegründen jedoch verweigert wurde. Carla lag in einer Steißlage, blieb im Geburtskanal stecken und war schließlich nur mit immensem Drücken zur Welt gekommen. Als Folgeschaden hat Carla eine Erb'sche Lähmung am linken Arm zurückbehalten. Carla sagt zu mir: »Ich glaube, wir hatten beide unheimliche Schmerzen bei *unserer* Geburt!«

Nach diesem Gespräch kann sie sich mit ihrer Mutter und ihrer ganzen Familie ein Stück weit versöhnen und beginnt, sich mit ihren weiblichen und mütterlichen Wünschen auseinanderzusetzen. Sie erzählt mir nun, wie andere Kinder oft an ihr hängen und wie viel Mühe sie sich gäbe, um ihnen eine Freude zu machen. Vor der Therapie habe sie eine morbide Grundstimmung gehabt, sagt sie, ein Teil von ihr sei tot gewesen. Dann träumt sie von der Hinrichtung vieler Kinder. Auch ein Sohn von ihr sei dabei gewesen, während sich der andere, kleinere, an ihrer Hand festgeklammert habe. Die Hinrichtung kann als ihre Ablehnung der jeweils zwei Embryonen bei den ersten ICSI-Versuchen verstanden werden.

Während der Therapie entdeckt Carla mich als vertrauensvolle, von ihr getrennte mütterliche Figur, der sie sich öffnet und danach mütterliche Gefühle in sich selbst entdecken kann. Sie sagt mir, dass sie sich nun selbst als Mutter vorstellen könne und ihr Kind gerne kennenlernen würde. Daraufhin beginnen wir im Vorzyklus zur nächsten IVF mit dem Mutter-Embryo-Dialog. Darin wird die Geburt ihres Selbst als Mutter, die Zurücknahme früherer Projektionen, das heißt Zuschreibungen auf andere, sowie ihre neu aufkeimende Liebe zu den Embryonen, ihren potenziellen Kindern, sichtbar.

Sechs Tage vor dem Embryotransfer: »Die Gebärmutter ist wie ein kleiner Luftballon. Innen gut durchblutet, sieht sie ein bisschen aus wie ein Acker, ein Feld, nur nicht so gradlinig.

Symbolisch ist es wie ein Feld. Es ist ja witzig, nur dass da jetzt nicht viele Samenkörner reinkommen, sondern nur eins oder zwei. Vor den Killerzellen habe ich gar keine Angst komischerweise. Meinen Ammenzellen muss ich nicht viel erzählen. Die sind automatisch wie eine Amme, der muss man ja nichts erzählen. Wenn das Kind schreit, weiß die Amme, was zu tun ist. Und wenn das Kind dann brüllt, dann kommen die Ammen, weil die ja wissen, was ihre Aufgabe ist. Dann schützen die das ja. Weil die Ammenzellen ja ein Teil von mir sind, und die wissen ja, was zu tun ist. Ich habe auch keine Angst. Dieser Spruch von Ihnen auf der Karte war gut: ›No memory, no desire.‹«

Der Tag des Embryotransfers: »Das ist heute für die Gebärmutter selbst aufregend, weil sie ja eigentlich dafür da ist, dass sie mal Besuch bekommt. Vielleicht sollte sie sich auch freuen. Nicht, dass ich sie nur begrüße, sondern dass die Gebärmutter sie selbst auch begrüßt. Und da bitte ich sie drum, dass sie die beiden kleinen Süßen genauso süß findet, wie ich sie süß fand, als sie so auf dem Projektor erschienen sind, und dass sie denen vielleicht auch hilft, die richtige Stelle zu finden. Vielleicht kann sie denen ja, wenn sie das merkt, dass das nicht so gut ist, einen Ruck geben, dass dann die richtige Stelle gefunden wird, die gut ist; und wo die beiden sich richtig einnisten können, wo es ihnen gut geht, die Stelle, die richtig gut durchblutet ist; die die Embryonen einfach annimmt, sie nimmt, sie aufnimmt, annimmt und einfach lieb zu denen ist.

Die Schleimhaut innen ist gut durchblutet mit vielen Fasern. Ich seh die beiden, links, ganz nah beieinander. Die stören sich ja wohl nicht, wenn die nah beieinander sind. Das ist für sie jetzt eine ganz schöne Anstrengung. Die versuchen jetzt ja zu überleben. Und es ist ja nicht so, wie ich es einmal dachte, dass die nicht bei mir bleiben wollen (die Patientin beginnt, sehr heftig zu weinen). Es ist ja gar nicht so. Die wollen ja ganz arg da bleiben. Und ich will auch ganz arg, dass die da bleiben (Pause). Und die Gebärmutter auch.«

Ich frage: »Was können wir jetzt dafür tun, dass sie bei Ihnen bleiben?«

Patientin: »Wir können ihnen vielleicht sagen, dass wir uns ganz arg freuen, dass sie unser Gast sind.«

Ich: »Das machen wir einzeln.«

Patientin: »Möchte mit dem Größeren anfangen, der oben sitzt (die Patientin weint wieder und spricht dann unter Tränen). Also: Ich hab mich ganz arg gefreut, als ich dich gesehen habe.«

Ich: »Wie möchten Sie ihn anreden?«

Patientin: »Schatzi, du bist ein ganz, ganz süßes Embryo. Und ich freue mich ganz arg, dass es dich gibt! Ich will, dass du bei mir bleibst, ich freu mich so arg. Ich würd mich so arg freuen, wenn wir uns bald sehen. Ich hab dich furchtbar lieb – jetzt schon! Pass gut auf deinen Bruder auf!«

Ich: »Wie heißt der andere?«

Patientin: »Bitte nicht lachen, aber ich glaub, das ist Mucki (Patientin lacht laut auf). Das ist ein schrecklicher Name, aber ich lieb den. Hallo, Mucki, ich bin's, deine Mama. Ich hab dich auch vorhin gesehen, gemeinsam mit deinem ... mit Schatzi. Du bist auch ein ganz, ganz süßes Embryo. Ich weiß, du bist vielleicht noch nicht so weit wie dein Geschwisterle. Aber ich bin mir ganz, ganz sicher, dass das mit Hilfe von mir, deiner Mama, und mit Hilfe von der Gebärmutter, mit der ich später noch mal sprechen werde, alles ganz, ganz gut wird. Und ich bin mir ganz sicher, dass du dich ganz prächtig entwickelst. Und ich muss dir ganz ehrlich sagen: Es ist vollkommen okay, wenn ihr beide kommt. Ihr dürft beide kommen! Und ich hab dich auch lieb ... Jetzt brauchen wir noch zwei Ringe von acht Ammenzellen außen rum, die Power-Ammenzellen (die Patientin lacht laut auf). Ich wünsche mir, dass die Ammenzellen wie ein Schwimmreifen sich um Schatzi und Mucki rumlegen und sie beschützen vor den bösen Killerzellen (Patientin lacht wieder laut). Und vor allem, ein Schwimmreifen schützt ja nicht nur davor, dass man ertrinkt, sondern es ist ja auch schön warm und kuschelig. Man fühlt sich halt aufgehoben wie bei einer Amme. Jetzt muss ich die vor meinem geistigen Auge nur darüberstülpen.

Wissen Sie, was ganz, ganz witzig ist? Das war sonst immer ein Kreis. Jetzt hat er sich aufgelöst, und zwar zu einer Kette, und jetzt geht sie außen rum. – Ganz so zufrieden fühle ich mich jetzt. Was ich dem einen für einen blöden Namen gegeben habe, aber ich habe es so gefühlt!«

Zwei Tage nach dem Embryotransfer: »Ich fühle mich ganz entspannt. Zurzeit spüre ich meinen Unterleib ganz stark, viel stärker als je zuvor, deswegen fällt es mir nicht schwer, in Kontakt zu treten. Das war ja bei mir immer das Problem, dass ich es nicht annehmen konnte, aber so ist es überhaupt nicht, es ist eigentlich schön.«

Vier Tage nach dem Embryotransfer: »Die Gebärmutter hat sehr viel zu leisten und das tut sie auch, dafür bedanke ich mich. Sie ist dunkler als sonst, aber nicht gruselig, sondern dunkel wie in einer Höhle, wie Schutz. Genauso ist es, wie in einer Höhle, und auch die Struktur ist so. Die verstecken sich. Ich habe das Gefühl, die wollen einfach in Ruhe gelassen werden und wachsen und auch nicht kontrolliert werden. So ähnlich wie ich früher die Kinderzimmertür nicht aufmachen wollte und dachte, jetzt will ich erst mal meine Ruhe. Vielleicht war das im Labor und die ganze Suche für die beiden so wie früher bei mir am Tisch beim Essen. Das ist mir irgendwann zu viel geworden. Der Witz ist ja, ich weiß ja schon, dass sie da sind, aber ich sehe sie halt im Moment nicht, ich sehe sie wirklich nicht. Aber meine Mutter oder meine Großmutter wussten ja auch, dass ich da bin, die haben ja gesehen, wie ich ins Zimmer gegangen bin. Also man muss halt auch ein Stück vertrauen können und nicht verlangen, so, jetzt liege ich hier auf der Couch, jetzt will ich euch sehen. Das geht halt nicht ... Wenn man in einer Nische ist, ist man schlecht zu entdecken. Vielleicht fressen einen die Killerzellen dann auch nicht ...

Übrigens, als ich sie das letzte Mal gesehen habe, da war das ganz witzig, weil sich die Schwimmreifkonstruktion überlappt hat und komplett voll war, das heißt, die sind außen rumgewachsen, sodass gar nichts mehr zu sehen war. Also das war Komplettschutz ... Da gab es keine Chance mehr für die bösen Killerzellen (die Patientin lacht herzlich). Ich wollte nur ganz schnell nach euch gucken. Ich lasse euch gleich wieder in Ruhe. Ihr seid ja geschützt, ihr dürft euch auch verstecken ...«

Acht Tage nach dem Embryotransfer erleben wir erneut eine bewegende Sitzung. Nachdem sie den oberen Embryo von beiden – Schatzi – liebevoll begrüßt hat, beginnt sie bei der Visualisierung des Kleineren heftig zu weinen. Seine Kleinheit rührt sie so, sie hat Angst, ob er es schafft. Sie sagt zu ihm:

»Gib jetzt einfach nicht auf! Vielleicht wollte ich ja auch zwei Tage nicht zu euch, weil ich Angst hatte. Du musst dich nicht mit deinem Bruder vergleichen. Guck mal, deine Mama und dein Papa sind ja auch ganz verschieden, und trotzdem passen sie so gut zusammen. Ich hab dich lieb!«

Zehn Tage nach dem Embryotransfer erhält Carla den positiven Schwangerschaftstest. Nur ein Embryo ist geblieben. Es war für sie nach den vielen schönen Vorbereitungen, wie sie es nennt, eigentlich selbstverständlich, dass es diesmal gut gehe. Bei ihrer ersten möglichen Schwangerschaft vor einem Jahr durch eine ICSI erwachte in Carla eine fast wahnhafte Angst. Die Embryonen wurden zu verfolgenden Fremden. Sie fürchtete sich vor der Zerstörung ihres Inneren durch sie und sie zerstörte diese dann vorher durch Ausstoßung. Der jetzige Mutter-Embryo-Dialog macht ihre Embryonen menschlich. Nun kann sie denken: »Ich habe menschliche Wesen in meinem Körper.« Nachdem sich Carla sozusagen in unserer Beziehung einnisten durfte, konnte sie auch zulassen, dass sich ein Kind in ihr festsetzte.

Nach einem früheren, eher wahnhaften Erleben mit Schreien, Dramatisierung und Kontaktverweigerung bei den ersten zwei assistierten Befruchtungen findet sie dieses Mal zu einer liebevollen Beziehung zu ihren Embryonen. Und in ihrer jetzigen Schwangerschaft wird dies zu einer echten Liebe ihrer Tochter gegenüber, für die sie während der Schwangerschaft viele Schmerzen aushält. Zärtlich denkt sie jetzt: »Wir zwei Mädels und der Papa!« Sie empfindet sich während der gesamten Schwangerschaft ihrem Kind sehr nahe. Nach ihrer Kaiserschnittentbindung ist sie hellauf begeistert von ihrer Tochter und sagt glücklich: »Ich bin ja so verliebt!«

Nachwort

Dieses Buch handelt vom Kampf um ein Kind, der aber nicht mit Angst und Waffen, sondern mit Lust und Liebe geführt werden soll. Es versucht, den Sieg des Lebens über den Tod zu beschreiben. Gleichzeitig will es auch den Grundstein für das größte und vornehmste menschliche Gebot legen: »Liebe den Nächsten wie dich selbst!«

Der Mutter-Embryo-Dialog lebt dieses Gebot aus. Er ist nicht nur ein Anreiz für die Liebe der zukünftigen Mutter, durch die sie ein positives Bild von sich selbst bekommen kann. Er ist ebenfalls ein guter Boden für ein Kind, welches nach einer solcherart seelisch begleiteten Schwangerschaft mit grundlegender Selbstliebe und Selbstbewusstsein auf die Welt kommen wird. Das liebevolle Sprechen von Anfang an kann ferner manchem Embryo das Leben retten. Manch einer kennt vielleicht die Redewendung »einem anderen ein Kind in den Bauch reden«. Man kann den Mutter-Embryo-Dialog tatsächlich so auslegen, dass er die Frau mit Worten schwanger macht.

Ich führe das Gespräch mit den Frauen direkt in meinem Praxiszimmer durch. Darüber hinaus kann es selbstverständlich andere Wege des intuitiven Sprechens und der liebevollen Begleitung Ungeborener geben. Während des Schreibens an diesem Buch hat mich beispielsweise eine Frau – angeregt durch meine eigene Arbeit – auf einen Großvater hingewiesen, der von sich aus mit dem wenige Wochen alten

Embryo seiner schwangeren Tochter, seinem zukünftigen Enkelkind, geistigen Kontakt aufnimmt. Er spricht in der Stille mit ihm morgens und abends, heißt ihn in seiner Familie willkommen und versucht, sein Wachstum durch seine geistige Energie zu unterstützen. Außerdem schickt er seiner Tochter ebenfalls Energie und Lebenskraft für ihre wichtige Aufgabe, das Kind gut zu versorgen. Diese Art des Kontakts ist nicht unbedingt mein eigenes Thema. Es kann jedoch weitere Verbindungen geben, die man sich nur schwer mit dem kühlen Verstand vorzustellen vermag, die aber entsprechende Wirkung haben können.

Besondere Aufmerksamkeit habe ich in meiner Praxis jenen Frauen gewidmet, die eine assistierte Befruchtung durchführen, denn sie brauchen eine gute seelische Unterstützung. Nach der Rückführung des Embryos in den Mutterleib ist er wirklich da. Nun »realisiert« die Mutter den Embryo, ihr potenzielles Kind. Ihre Ansprache macht also das Baby real, oder – wie der Psychoanalytiker Michael Buchholz es in einem anderen Zusammenhang beschreibt – Mutter und Kind schaffen sich durch das Ritual des Dialogs eine neue und einzigartige, gemeinsame intime Realität. Durch diesen Akt baut die Frau in sich einen Übergangsraum auf, in welchem sie sich spielerisch mit ihrem potenziellen Kind unterhalten und es liebevoll bedenken kann – ein Wesen, als Embryo real, als Kind noch nicht wahr. Diese Spannung muss sie lernen auszuhalten: zwischen Himmel und Erde, zwischen Glück und Trauer, zwischen Leben und Tod.

Sie geht das Risiko einer unbeantworteten Liebe ein. Aber der Embryo riskiert auch etwas, nämlich sein Leben. Die Vielzahl der misslungenen Versuche zeigt diesen problematischen Aspekt. Doch was ist ein Risiko gegenüber einer Lebenschance? Wir riskieren ein kürzeres oder längeres Tal der Tränen. Aber die Traurigkeit beim Ausbleiben einer Schwangerschaft, für deren Zustandekommen man alles gegeben hat, ist leichter zu ertragen als eine depressive Sehnsucht nach einer nicht vorhandenen Beziehung – als ein Loch, in das wir aus Resignation fallen. Dies ist die Erfahrung so mancher Frau, die diesen Weg gegangen ist.

Die Träumerei, eine wichtige mütterliche Fähigkeit, beflügelt uns bei der Aufgabe, einem eigenen Kind den Weg ins Leben zu erleichtern. Dabei können wir uns auf unseren poetischen und geistigen Lehrer Johann Wolfgang von Goethe berufen. Über die elterliche Verantwortung sagt er: »Zwei Dinge sollen Kinder von ihren Eltern bekommen: Wurzeln und Flügel.« Gedanklich können wir diese Worte bereits auf unsere Embryonen beziehen. Sie sollen sich fest in uns verwurzeln und durch unsere beflügelnde Imagination selbst Flügel erhalten. Goethe verrät uns auch, wie wir uns selbst Flügel beschaffen: »Lust und Liebe sind die Fittiche zu großen Taten.«

Ein Kind in die Welt zu setzen, ist eine große Tat. Lust und Liebe mögen unsere Begleiter sein.

Anhang

Glossar

ABORT Fehlgeburt bis zur 24. Schwangerschaftswoche

ASSISTIERTE BEFRUCHTUNG alle medizinischen Verfahren für die Kinderwunsch-Behandlung

EMBRYO befruchtete Eizelle nach dem Verschmelzen der Vorkerne bis zum vollendeten dritten Schwangerschaftsmonat

EMBRYOTRANSFER Übertragung eines Embryos in die Gebärmutter nach der Befruchtung außerhalb des Körpers

EXTRAKORPORAL außerhalb des Mutterleibes

FÖTUS Bezeichnung des werdenden Lebens im Mutterleib ab dem vierten Schwangerschaftsmonat

FOLLIKEL Eibläschen, in dem sich die Eizellen während ihres Wachstums und ihrer Reifung befinden

FOLLIKELPUNKTION Entnahme von Eizellen aus den Eierstöcken

ICSI Intracytoplasmatische Spermien-Injektion Methode der künstlichen Befruchtung, bei der ein Spermium direkt in eine reife Eizelle eingespritzt wird

INFERTILITÄT UND STERILITÄT Unfruchtbarkeit; das Unvermögen, schwanger zu werden

IVF In-Vitro-Fertilisation künstliche Befruchtung, »Reagenzglas-Befruchtung«, bei der Eizellen mit Samenzellen des Partners außerhalb des Körpers zusammengebracht werden, um später nach Befruchtung als Embryonen in die Gebärmutter übertragen zu werden

INSEMINATION Einspritzen von Samen in die Scheide oder in die Gebärmutter

KRYOKONSERVIERUNG Aufbewahrung von Eizellen oder Samenzellen in flüssigem Stickstoff bei minus 196 °C.

OVAR Eierstock

PETRISCHALE flache, runde, durchsichtige Schale mit übergreifendem Deckel für chemische Prozesse, Größe 5 cm Durchmesser

PLAZENTA Mutterkuchen; wirkt für die Ernährung des Kindes (Stoff- und Gasaustausch) und produziert Hormone, die die Schwangerschaft aufrechterhalten

REPRODUKTION Fortpflanzung

SPERMIOGRAMM Untersuchungsergebnis, das Anzahl, Beweglichkeit und Form der Spermien angibt und damit Rückschlüsse auf die Fruchtbarkeit des Mannes zulässt

SPERMIUM männliche Samenzelle

TROPHOBLAST Mutterkuchengewebe

UTERUS Gebärmutter

Literatur

Amati-Mehler, J.: »Artifical pregnancy«. In: *Motherhood in the Twenty-First Century*.H. Karnac, London 2007

Auhagen-Stephanos, U.: *Wenn die Seele Nein sagt. Vom Mythos der Unfruchtbarkeit.* Goldmann, München 2007

Auhagen-Stephanos, U.: Der psychoanalytische Blick auf natürliche Fortpflanzung und technische Reproduktion. In:

Fruchtbarkeit unter Kontrolle? Herzog-Schröder, G./Gottwald, F.T. und Walterspiel, V. (Hrsg.), S. 249-278, Campus-Verlag, Frankfurt/New York 2008

Bauer, J.: *Warum ich fühle, was du fühlst.* Hoffmann und Campe, Hamburg 2006

de Beauvoir, S.: *Das andere Geschlecht.* Rowohlt Verlag, Reinbek b. Hamburg 2007

Becker P./Jansen, L. J.: »Chronischer Stress, Persönlichkeit und selbstberichtete körperliche Gesundheit«. *Zeitschrift für Gesundheitspsychologie 14* (3) S. 106-118, 2006

Bion, W.: »Eine Theorie des Denkens«. *Psyche 17/7*, S. 426-435, 1963

Blazy, H.: »Mit dem Vater zu Dritten«. Vortrag auf dem vierten Nationalkongress der ungarischen Sektion der ISPPM, Budapest 2001

Dekkers, M.: *Von Larven und Puppen. Soll man Kinder wie Menschen behandeln?* btb-Verlag, München 2005

Derrida, J.: *Von der Gastfreundschaft.* Passagen Verlag, Wien 2007

Drewermann, E.: »Lieb Schwesterlein, lass mich herein«. *Grimms Märchen tiefenpsychologisch gedeutet.* dtv, München 1992

Fehervari, Z./Sakaguchi, S.: »Wie sich das Immunsystem selbst kontrolliert«. *Spektrum Wissenschaft.* Heidelberg 08/2007

Freud, S.: »Zur Einführung des Narzissmus«. *GW X*, Í. 137-170, 1914

Freud, S.: »Das Unheimliche«. *GW XII*, S. 227-268, 1919

Freud, S.: »Das Unbehagen in der Kultur«. *GW XIV*, S. 417-506, 1929

Glöckler, M.: »Jede Sternenkonstellation und jedes Leben auf der Erde ist ganz einmalig«. In: *Auf die Welt kommen.* anthrosana, Arlesheim, S. 9-17, 2004

Hidas, G./Raffai, J.: *Nabelschnur der Seele.* Psychosozial-Verlag, Gießen 2006

Hidas, G.: »Imagination, Traumdeutung, Bindungsanalyse«. Vortrag auf der Tagung der ISPPM in Köln 2007

Janus, L.: *Wie die Seele entsteht.* Mattes Verlag, Heidelberg 1997

Jung, C.G.: *Psychologische Typen.* Zürich 1921

Kafkalides, A.: *The Knowledge of the Womb.* Olkos Publishing House, Athen 1995

Kolakowski, L.: *Die Gegenwärtigkeit des Mythos.* R. Pieper, München 1974

Langer, M.: *Mutterschaft und Sexus.* Kore Verlag, Freiburg i. Br. 1988

Loch, W.: *Mit Freud über Freud hinaus.* edition diskord, Tübingen 2001

Maier, C.: *No Kid: 40 Gründe, keine Kinder zu haben.* Rowohlt Verlag, Reinbek b. Hamburg 2008

Neumann, E.: *Die Große Mutter.* Patmos, Düsseldorf 2003

Portmann, A.: Biologische Fragmente zu einer Lehre vom Menschen. Rowohlt Verlag, Reinbek b. Hamburg, o.J.

Raffai, J.: »... wie wenn man eine innere Stimme hört«. Vortrag auf der Tagung der ISPPM in Köln 2007

Schubert, C.: »Die gezielte Beeinflussung des Immunsystems durch Psychotherapeutische Interventionen«. Vortrag im Rahmen der Langeooger Fortbildungswochen 2008

Schulz, P./Hellhammer, J./Schlotz, W.: »Arbeitsstress, sozialer Stress und Schlafqualität«. *Zeitschrift für Gesundheitspsychologie 11* (1), 1-9. Hogrefe-Verlag, Göttingen 2003

Terry, K.: »Observations in Treatment of children Conceived by In Vitro Fertilization«. In: *Pränatale Psychologie und Psychotherapie.* Mattes Verlag, Heidelberg 2004

Vegetti Finzi, S.: *Mondkind. Psychologie von Frauenphantasien und Mutterträumen.* Rowohlt Verlag, Reinbek b. Hamburg 1992

Wilheim, J.: *Unterwegs zur Geburt. Eine Brücke zwischen dem Biologischen und dem Psychischen.* Mattes Verlag, Heidelberg 1995

Winnicott, D.W.: *Reinigungsprozesse und fördernde Umwelt.* Kindler, München 1974

Wöller, H.: *Wie aus der Ungeliebten die Auserwählte wird. Aschenputtel.* Kreuz-Verlag, Stuttgart 2001

Zingsem, V.: *Der Himmel ist mein, die Erde ist mein. Göttinnen großer Kulturen im Wandel der Zeiten.* Klöpfer und Meyer, Tübingen 1997